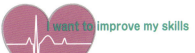

ナースのためのスキルアップノート

看護の現場ですぐに役立つ

認知症ケアのキホン

患者さんと家族を安心させるケアのポイント！

長尾 和宏 著

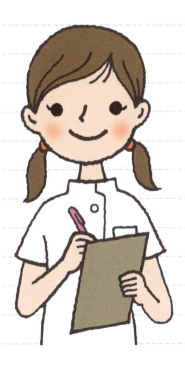

秀和システム

はじめに

　筆者は医師になって35年目、開業して24年目の町医者です。兵庫県尼崎市の下町にもたくさんの認知症の人がいて、外来診療でも在宅診療でも毎日診ています。生活習慣病で診ている人も20年という長い年月の間に自然と認知症が合併してくるケースも多く経験しました。しかし筆者が医者になったときも、開業したときも「認知症」という言葉はまだ存在しませんでした。つい14年前までは「痴呆症」とか「ボケ」と呼ばれていました。たったそれだけでも「えー？」と驚く若い看護師さんがいるように認知症医療は歴史がまだ浅く、日進月歩の現状です。現在、認知症の専門家と呼ばれている人が多くいますが、元をたどれば、精神科医、神経内科医、脳外科医で痴呆症一筋で歩んできた医師は少数です。だからいくら認知症が増えてありふれた病気になっても、多くの医師や看護師はその知識や経験の歴史は他の疾患に比べて浅く、専門家といっても「にわか的」な印象が強い領域です。

　そうした事情もあり「認知症になったら終わりだ」とか「認知症が進んだら介護施設か精神病院に入れなくてはいけない」と本気で信じている医師や看護師やケアマネがまだまだ多いと感じます。しかし筆者は「独居の認知症の人」をふつうに自宅でお看取りまで診ています。末期がんを合併していても同じことで、まったく問題はありません。しかしこうした現実は、病院や地域連携部のスタッフのみなさまは残念ながら知りません。講演でそうお話してもなかなか信じてもらえないのが現実です。特別な秘訣はありませんが、スタッフたちが認知症という病態を正しく理解しているから看られるものだと思っています。

　国は2025年問題を前に「地域包括ケアシステム」の構築を謳っています。しかし「理屈を何度聞いてもよくわからない」という声もよく聞きます。筆者は「地域包括ケア」を略してごらん、とよく言います。略すると「地包ケア」、つまり本書のタイトルである「痴呆ケア」のことであると思っています。具体的には薬漬け、管だらけにならず、最期まで食べて笑って移動できる町づくりこそが「地域包括ケア」の本質であると考えます。

　そこで、認知症看護で困ったときに具体的にどうすればよいのかがすぐにわかるように本書にまとめました。難しい説明はなるべく省き、誰が読んでもすぐにわかるよう配慮しました。本書を読み込むことで、よりよい認知症ケア、そして地域包括ケアの推進に役立てていただければ幸いです。

2017年11月　　長尾　和宏

看護の現場ですぐに役立つ
認知症ケアのキホン

contents

はじめに …………………………………… 2
本書の特長 ………………………………… 9
本書の使い方 ……………………………… 11
この本の登場人物 ………………………… 12

chapter 1 認知症とは

脳の老化と認知症 …………………………………………………… 14
   column　認知症という病名 ……………………………………… 15
脳が器質的に変化する ……………………………………………… 16
   column　認知症は「脳疲労」であるという概念 ………………… 17
中核症状 ……………………………………………………………… 18
   column　治る認知症を見逃さないことが大切 ………………… 19
周辺症状 ……………………………………………………………… 20
軽度認知障害（MCI） ……………………………………………… 22
認知症高齢者 ………………………………………………………… 24
   column　いわゆる「問題行動」という呼び名 …………………… 26
   column　若年認知症 ……………………………………………… 26
四大認知症 …………………………………………………………… 27
認知症の治療 ………………………………………………………… 29
   column　「ピック病」を知ろう ………………………………… 32

chapter 2 認知症の症状

記憶が悪くなる ……………………………………………………………… 34

見当識障害が起こる ……………………………………………………… 36

物事の手順がわからなくなる …………………………………………… 38

時間感覚がおかしくなる ………………………………………………… 40

徘徊する …………………………………………………………………… 43

妄想が起こる ……………………………………………………………… 45

暴力的行為 ………………………………………………………………… 47

不潔行為 …………………………………………………………………… 49

うつ状態 …………………………………………………………………… 51

 column 抗うつ薬の作用は、うつ病と認知症では逆に出る ……………… 52

幻覚、妄想 ………………………………………………………………… 53

 column 海馬は「歩行」で再生する …………………………………… 54

chapter 3 認知症の人を見守る

徘徊の見守り ……………………………………………………………… 56

 column 認知症の人を精神科病院に入院させるべきか ………………… 57

安全性の確保 ……………………………………………………………… 58

行動の裏を読む …………………………………………………………… 60

 column 不可解な行動がケアのヒントになる ………………………… 61

「無くなった」「盗まれた」への対応 …………………………………… 62

 column 私物をめぐるトラブルについて ……………………………… 63

手の届かない場所の使い方 ……………………………………………… 64

身体の不調を見逃さない ………………………………………………… 66

食事と入浴のケア……………………………………………………………… 68
排泄のケア…………………………………………………………………… 70
 column おしっこの管の8割は不要！？ ……………………………… 71
 column 終末期の脱水は友 ……………………………………………… 72
 column 多剤投薬が原因になっていないか？ ………………………… 72

chapter 4 認知症の人の健康管理

既往症………………………………………………………………………… 74
検査データ…………………………………………………………………… 76
食事、水分摂取……………………………………………………………… 78
 column 低栄養と脱水の予防には鍋料理 ……………………………… 79
顔色、皮膚…………………………………………………………………… 80
 column 旅行療法の不思議 ……………………………………………… 82
服薬の情報…………………………………………………………………… 83
 column 多剤投薬の解消はナースが率先！ …………………………… 84

chapter 5　認知症の人の感情、行動、心理

怒り、暴力 …………………………………………………………………… 86
　　column　存在としての暴力に対抗していることも ………………… 87
悲しみ、抑うつ感 …………………………………………………………… 88
　　column　いつまでも同じ行動を繰り返す人 ……………………… 89
混乱と焦燥感 ………………………………………………………………… 90
　　column　介護の世界の名言「純粋ナースコール」 ………………… 91
不安感とストレス …………………………………………………………… 92
　　column　周囲に八つ当たりをする人 ……………………………… 93
孤独感 ………………………………………………………………………… 94
　　column　自己決定よりも共同決定を ……………………………… 95
不快感、被害感 ……………………………………………………………… 96

chapter 6　認知症の人の生活環境

環境による精神的な影響 …………………………………………………… 98
環境整備の大切さ …………………………………………………………… 101
　　column　温泉に行くのは最高の「環境改善」 …………………… 102
自然治癒力 …………………………………………………………………… 103
　　column　歩くと自然治癒力が最大に高まる ……………………… 104
感染症 ………………………………………………………………………… 105
　　column　口腔ケアは感染症予防に効果的 ………………………… 106
事故防止 ……………………………………………………………………… 107
　　column　正しい介護法がなければ事故は無くならない ………… 109

整理整頓 …………………………………………………………………………………… 110
　column　認知症の人における整理整頓は特殊 ……………………………………… 111
プライバシー ……………………………………………………………………………… 112
　column　そもそも「平穏死」とは ………………………………………………… 114

chapter 7　認知症の人とご家族

孤立無援の思い …………………………………………………………………………… 116
　column　意思決定する人がいない場合 …………………………………………… 117
ご家族にも溜まるストレス ……………………………………………………………… 118
　column　認知症の知識さえあれば、ご家族は変容できる ……………………… 119
安定したご家族の暮らしをつくるには ………………………………………………… 120
　column　コウノメソッドの「介護者保護主義」とは …………………………… 121
生きる力にもなる苦労 …………………………………………………………………… 122
　column　家族会で介護の仲間と出会える ………………………………………… 123
認知症の人の自尊心 ……………………………………………………………………… 124
　column　生活の再建が最大の治療法でもある …………………………………… 125
地域との関わり …………………………………………………………………………… 126
　column　「徘徊ネットワーク」はどのようにつくればいいのか ……………… 127
心の支えの大切さ ………………………………………………………………………… 128

chapter 8 チームケア

チームケアの重要性	130
ご家族も支えます	132
目標の共有	134
情報の交換と共有	136
column　介護記録の種類と使い分け	137
一人での抱え込みと隠蔽	138
column　ナースが主導するACP	139
column　失敗の隠ぺい	139
スタッフの信頼関係	140
column　「リトルナース」をつくらない	141
未経験のスタッフ	142
索引	143

認知症ケアは患者さんご本人だけでなく、ご家族の理解も大切です。

新人ナース

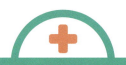

本書の特長

　認知症ケアの経験が比較的浅いナースは、「認知症の人とどう接していいかわからない」という戸惑いを感じています。それは、認知症が「不可逆的に進行し、次第に人間性を失う恐ろしい病気」といった、誤ったイメージで捉えられているからです。
　本書は、認知症に関する誤った思い込みをなくし、正しい接し方を覚えていただくことで、認知症の人に笑顔が湧くケアが実践できるようになる手引書です。

役立つポイント1　認知症についての理解が深まる

　認知症がどういう病気であるかは、意外に知られていません。特にナース向けの解説書では、脳の病気であることの説明はあっても、「どうすればいいのか」という部分にまで踏み込んだ記述が少ないものです。
　一方介護職向けの解説書は、対応に終始した内容ばかりが目立ちます。本書は、医療の立場と介護の立場を総動員して、認知症に関する総合的な知識を身につけていただく一冊です。

役立つポイント2　いわゆる「問題行動」に対処できる

　認知症の人は、多くの場合コミュニケーション障害を合併しています。そのため、「○○さん、△△をしてくださいね」といった初歩的なナースの声かけが通用しない場面が少なくありません。そこで挫折したのでは看護にならないのでつい大きな声や強い口調になってしまいますが、認知症の人を怖がらせたのでは逆効果です。
　認知症のいわゆる「問題行動」は、なぜ起こるのかを理解しなければ適切に対応できません。抑え込もうとすればするほど、悪循環に陥ります。本書でその理由を理解し、いわゆる「問題行動」に対処する根拠を身につけてください。

役立つポイント3　イザというときだけでなく、日頃の接し方が身に付く

　認知症のケアは、期間が限られているわけではありません。末期がんの療養期間が3～6カ月、在宅医療に移行しても平均1カ月半なのに比べ、認知症は数年間以上の月日をかけてゆるやかに変化します。そのため、看護もさることながら、日常生活のお世話が大切になるのです。
　まれに「長期にわたるのだから、急変時だけ対応すればいいだろう」と考える人がいますが、これでは失敗します。認知症のケアは、食事、排泄、入浴といった基本的な生活や健康管理を丁寧に行わないと、状態を維持することさえ難しいのです。むしろ日頃の接し方が認知症ケアの"主役"になるので、介護職まかせにせずしっかりと身につけてください。

役立つポイント4　ご家族をどう支えればいいかも理解できる

　どの病気でもそうですが、身近なご家族の方々の気持ちに寄り添うことは、ナースの大切な役目です。認知症の場合、本人とのコミュニケーションがとりにくいぶん、ご家族に医療上の判断を仰ぐケースが目立って多くなります。しかもご家族の中には、認知症のいわゆる「問題行動」で疲弊した経験をお持ちの方も少なくないので、症状の報告や相談には細心の注意を払わなければなりません。
　本書は認知症の人だけでなく、ご家族の支え方にも多くのページを割いています。

役立つポイント5　やさしい言葉を使った解説でわかりやすい

　ナース向けの書籍では、専門職が読むことを前提に書かれていることもあり、専門用語が多用されがちです。認知症に関する書籍の多くも専門用語や略語で記述されているものが一般的で、その用語を調べるためにさらに別な専門書籍を引っ張り出して調べることになってしまいます。
　本書は、専門的な医学知識から認知症の人の不可解な行動の説明まで、なるべく平易な言葉を使って新人ナースでもしっかり理解できる表現を心がけました。しかし、スキルアップのためには、難解な知識もときには必要です。そこで、専門的な解説や異なる視点からの説明が必要と思われる項目には、随所にコラムを設けました。
　本文とコラムを両方読むことで、理解をより深めることができる構成となっています。

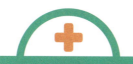

本書の使い方

　本書は第1章から第8章までで構成されています。通読することで認知症のケアがひととおりわかり、さらに必要な章を何度も読み返すことで様々な場面に応じた対処法が身につきます。

第1章　認知症とは
　通常の老化と認知症の違いを知ってもらいます。さらに医学の立場から見た認知症と介護の立場から見た認知症の違いを紹介し、認知症の人への理解を深めます。

第2章　認知症の症状
　認知症のいわゆる「問題行動」を取り上げ、対処法を検討します。

第3章　認知症の人を見守る
　認知症ケアの基本は、本人の目線に立って見守ることです。安全の確保や身体不調の発見など、ナースが行うべき見守りは少なくありません。

第4章　認知症の人の健康管理
　たとえ認知症になっても、身体的な合併症が起きないようにしていると、普通の人と同じように長く生きられます。不調の訴えができないぶん、身体管理の重要性が増すのです。

第5章　認知症の人の感情、行動、心理
　記憶力は衰えても、感情や心の動きは衰えません。かえって快・不快や好き嫌いはハッキリします。そのことを理解すると、認知症のケアは格段に上達するのです。

第6章　認知症の人の生活環境
　「環境を変えないこと」が認知症のケアの第一原則です。しかし、入院や施設入所など、ケアに伴う環境変化は避けられません。その際、どうすればよいかを学びます。

第7章　認知症の人とご家族
　ご家族を支え、良好な関係を維持しながら連携するための方策を提案する章です。

第8章　チームケア
　介護職など他職種との連携が上達すると、ハッピーなエピソードが増えていきます。

この本の登場人物

本書の内容をより理解していただくために
医師、ベテランナース、先輩ナースからのアドバイスや、ポイントを説明しています。
また、新人ナースや患者のみなさんも登場します。

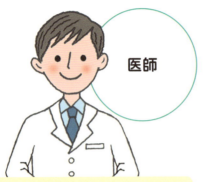

病院の勤務歴8年。的確な判断と処置には評判があります。

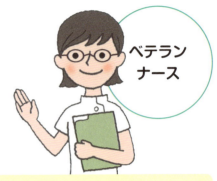

看護師歴10年。やさしさの中にも厳しい指導を信念としています。

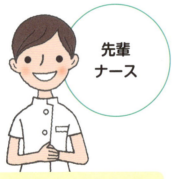

看護師歴5年。身近な先輩であり、新人ナースの指導役でもあります。

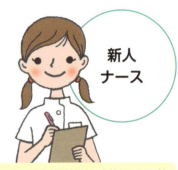

看護歴1年、いろいろな整形外科の症状について勉強しています。医師や先輩たちのアドバイスを受けて早く一人前のナースになることを目指しています。

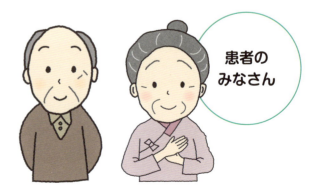

患者のみなさんからも、ナースへの気持ちなどを語っていただきます。
・お年寄りのご夫婦

認知症とは

病気の本質を知ることは、ケアの基本です。
特に認知症の場合、本人に対して「何もわからない人」と
決めつけた態度を取ると、心を閉ざされてしまいます。

脳の老化と認知症

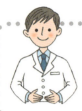

人は誰でも歳をとれば物忘れが多くなります。しかし、だからといって全員が認知症になったわけではありません。認知症というのは明らかな病気（病名）であり、老化とは一線を画した「病的な状態」を指します。

✚ 老化と認知症との違い

老化によるもの忘れと認知症は、次のような点が異なります。

●体験そのものを忘れる

例えば昨夜、旧友が集まって食事をしたとします。今日になって「あの店の名前が思い出せない」「メインの料理が何であったか思い出せない」「5人来たが、5人目が誰だったか思い出せない」ということは誰にでもあります。ヒントを出してもらって思い出せる人は正常ですが、もし部分的に思い出せなかったとしても認知症ではありません。

認知症の人は、昨夜の体験そのものが記憶からスッポリ抜け落ちてしまうのです。旧友と落ち合ったことも、食事をしたことも、全部忘れています。そのことを指摘すると、激しく否定するのも認知症の症状です。

●次第に進行していく

失われやすいのは、出来事の記憶（**エピソード記憶**）です。無意識に行う行為の記憶（**手続き記憶**）は、認知症がかなり進行するまで保たれます。

やがて出来事の記憶だけでなく、季節や時間の感覚、自分の年齢や身近な人が誰であるかもわからなくなります。**短期記憶**と共に、ここがどこでいまがいつかという見当識も失われていくのです（通常、時間➡場所➡人の順にわからなくなります）。このように、進行していくのが認知症の特徴です。

●日常生活に支障をきたす

認知症が進行すると、これまで積み重ねてきた生活の知識までも失われていきます。着衣や脱衣、洗顔や歯磨き、買い物や料理といった日々の行為ができなくなり、日常生活に支障をきたすようになるのです。

このように認知症は、たんなる物忘れにとどまりません。判断力や思考力まで低下し、それが進行するために自立した生活が送れなくなります。認知症は「医療の病気」であるよりも「介護の病気」である傾向が強いのです。「わからなくなった」「できなくなった」のは病気のためなので、決して責めたり叱ったりしてはいけません。

「わからなくなったこと」「できなくなったこと」を上手に介護してあげれば、いわゆる「問題行動」が出にくくなるため、薬に頼る率が少なくて済みます。

▼認知症の記憶

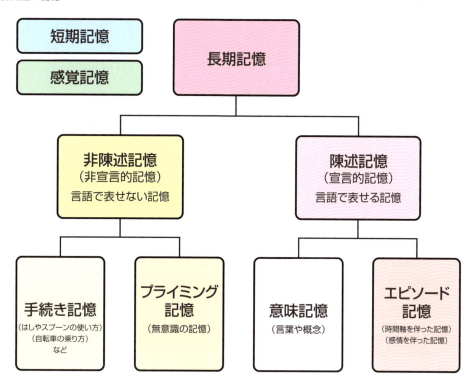

column

認知症という病名

　認知症という病名は、2004年にできました。それまで「痴呆」や「ボケ」と呼ばれていましたが、それらの呼び名が差別的であるという理由で、厚生労働省が新しい呼び名を公募し、認知症という病名を採用したのです。

　正確にいうなら、認知機能が低下する病気ですから**認知機能障害**と呼ぶべきですが、諸般の理由で認知症になりました。差別的な呼び方をしてはいけないという理由で決められた病名ですから、これを略して**ニンチ**と隠語めいた呼び方をするのは好ましくありません。

　認知症の正式な定義は次ページで紹介しますが、様々な原因疾患によって「認知機能が低下した状態」を総称した病名です。したがって、がんと同じような呼び名だと考えてください。「あなたはがんです」といっただけで、どこの部位のがんなのかいわなければ病気を特定したことにならないように、認知症もまた、アルツハイマー型認知症やレビー小体型認知症など原因疾患を言わなければ正式な病名を告知したことにはなりません。

脳が器質的に変化する

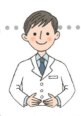

認知症という呼び名は、曖昧な使われ方をしがちです。ナースは、認知症の正確な定義を知っておく必要があります。脳には機能的な障害と器質的な障害があり、認知症は後者であることが大切なポイントです。

認知症の定義

認知症の定義はいくつかありますが、中でも代表的なものを紹介します。

●介護保険法による定義

脳血管疾患、アルツハイマー病その他の要因に基づく脳の器質的な変化により日常生活に支障が生じる程度にまで記憶機能およびその他の認知機能が低下した状態をいいます。

●新オレンジプランにおける定義

いったん正常に発達した知的機能が持続的に低下し、複数の認知障害があるために、日常生活・社会生活に支障をきたしている状態をいいます。

器質性障害と機能性障害の違い

●脳の器質性障害

脳実質が変性し、または萎縮、外傷、梗塞、内出血などのダメージを受けたことによって起こる精神的な障害です。物理的な変化があるはずなので、理論的には死後の脳を剖検すれば障害の原因を特定できます。これに該当するのは、脳血管障害の後遺症、脳外傷による高次脳機能障害、認知症などです。

●脳の機能性障害

器質的な病変が見られないにも関わらず、脳の機能のみが変化を起こす精神障害です。統合失調症、躁鬱病などの内因性精神障害や心因性精神障害がこれに当たります。

器質性障害の影響

認知症は脳の器質的な障害に起因する病気なので、脳のどの部分が障害を受けたか（どの役割が失われたか）によって症状が異なります。生前の剖検はできないため、医師は通常、脳の画像検査や知能検査、症状の出方によって認知症の原因疾患を特定します。

▼脳の役割図

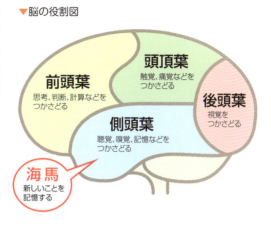

- **前頭葉** 思考、判断、計算などをつかさどる
- **頭頂葉** 触覚、痛覚などをつかさどる
- **後頭葉** 視覚をつかさどる
- **側頭葉** 聴覚、嗅覚、記憶などをつかさどる
- **海馬** 新しいことを記憶する

認知症は「脳疲労」であるという概念

「認知症≒脳疲労」という仮説があります。これは、脳の特定の部位が器質的な変化を起こしたわけではなく、脳全体が疲労したために認知症が起こるという概念です。

例えば、私たちは身体を酷使すると筋肉痛になります。それは、筋細胞の結合組織が損傷して炎症が起こり、痛みが生じるからです。一方、ストレスが恒常的に続くと脳の神経細胞が酸化して炎症が起こり、**脳疲労**状態になると想定できます。その結果、記憶や判断力が低下して、私たちは認知症になるというのです。

この考えに基づくと、アルツハイマー型認知症の原因とされるアミロイドβの蓄積は、脳疲労の「結果」に過ぎないということになります。提唱者は九州大学名誉教授の藤野武彦先生ですが、認知症を考える一つのヒントになるのではないでしょうか。

大切なことは、認知症の人を精神病扱いしないことです。たとえその場は理解できない言動があっても、後で意味がわかることもあります。落ち着いてケアするよう心がけましょう。

ベテランナース

中核症状

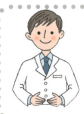
認知症の症状は、中核症状と周辺症状に分けて考えます。中核症状は、その名のとおりこの病気の本質（脳の器質的変化）によって引き起こされる症状なので、認知症になれば誰にでも出ます。また、認知症が進行すると、中核症状も重くなっていきます。

中核症状のいろいろ

認知症の中核症状には、次のようなものがあります。

記憶障害	最近のことが覚えられなくなり、何度も同じことを言うようになります。部分的なもの忘れは一般的な老化でも起こりますが、出来事をスッポリ忘れるのが中核症状としてのもの忘れです。そのうち、大切な人の顔や名前も忘れてしまいます。
見当識障害（けんとうしき）	いまがいつで、ここがどこか、自分が何をすべきかがわからなくなる症状です。そのため、慣れた場所でも道に迷います。
判断力障害	とっさのことに対応できなくなります。これは判断力障害のために、決めることができないからです。
実行機能障害	計画を立て、段取りよく物事を進めることができなくなります。そのため、調理や趣味を断念せざるを得ません。
失認	道具が使えなくなります。これは、知っているはずの物の用途が認知できなくなるためです。
失行	ズボンを頭からかぶろうとするなど、服を着られない着衣失行が起こります。指示された動作もできなくなります。
失語	言葉が使えなくなります。どんどんしゃべれなくなったり、言葉の意味がわからなくなったりします。

中核症状の診断

中核症状の診断は、問診のほかに次のような方法で行われます。

●画像検査

CT（コンピュータ断層撮影法）やMRI（磁気共鳴画像診断法）などの画像検査機器で脳の検査が行われます。脳全体が萎縮していないか、あるいは側頭葉の海馬（短期記憶を保持する部位）が萎縮していないかを調べるためです。また、後述する「治る認知症」を除外するためでもあります。

▼中核症状

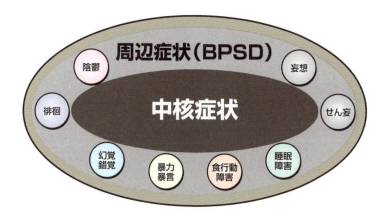

●知能テスト

改定長谷川式スケールやMMSEなどで知能検査を行います。改定長谷川式（長谷川式簡易知能評価スケール）は、「今日は何年、何月、何日、何曜日ですか？」、「100引く7はいくつですか？」などの質問を行い、30満点中20点未満だと認知症を疑います。

MMSE（ミニメンタルステート検査）には、簡単な図形を描かせるなど動作性を検査する項目が含まれています。

治る認知症を見逃さないことが大切

初期の診察で欠かせないことは、「治る認知症」を除外することです。これらには画像検査でわかる正常圧水頭症（髄液が脳を圧迫して起こる認知症）、慢性硬膜下血腫（頭部打撲などで脳の外側、脳と頭蓋骨の間に血液がたまって起こる認知症）などがあり、外科手術で治すことができます。

血液検査でわかるものには、甲状腺異常、葉酸やビタミンB_{12}欠乏症などがあり、いずれも認知症の症状が出ますが、投薬で治すことができます。

医師はこうした「治る認知症」を、本物の認知症と誤診しないことが大切です。

周辺症状

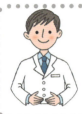

認知症のケアを大変なものにしているのは、中核症状よりも徘徊や暴力などの周辺症状です。中核症状がどの認知症の人にも起こるのに対し、周辺症状は出る人と出ない人がいます。周辺症状をどうコントロールするかが、認知症ケアの鍵になるのです。

周辺症状の（BPSD）いろいろ

認知症の周辺症状には、次のようなものがあります。

徘徊（はいかい）	目的もなく出歩くこととされていますが、本人には目的があるものです。歩くのは健康にいいことなのでむやみに閉じ込めたりせず、人手があれば介護職がついて歩きましょう。
暴力	介護者や身近な人に暴力を振るったり暴言を吐いたりします。
妄想	現実にはないことを信じます。物盗られ妄想や嫉妬妄想が代表的です。
幻覚	いない人の声が聞こえたり（**幻聴**）、いないはずの人や物が見えたりします（**幻視**）。
過食	食べ過ぎる、同じ物ばかり食べる、盗食する、丸呑みする、甘いものばかり食べるなど、食行動が異常化します。
不眠	昼間はうとうとして夜になると眠らない（**昼夜逆転**）など、睡眠障害が起こります。
介護抵抗	入浴や着替えや歯磨きなどを拒否します。ひどくなると何もかも拒否するので、介護者にとっては苦労する周辺症状です。
抑うつ	本物のうつ病ではないのですが、表情が暗く、ふさぎ込む症状が出ます。
無為	自分からは何もしなくなる症状です。介護者が声をかけても応えず、自分の殻に閉じこもってしまいます。
独語	ブツブツと独り言を続ける症状です。大声を出されるよりもいいと思われがちですが、放っておいてはいけません。
無関心	趣味などかつて好きだったことに興味を失う症状は、多くの認知症の人に見られます。
弄便（ろうべん）	尿や便のお漏らしは仕方ないとしても、排泄物を周囲に塗りたくられると大変です。介護者が苦労する症状の一つといえます。

▼周辺症状

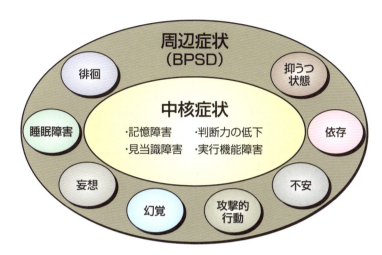

周辺症状による認知症の分類

医療では「アルツハイマー型認知症」「脳血管性認知症」などと原因疾患によって分類しますが、介護の世界には、周辺症状による分類があります。

●葛藤型

「俺（私）をバカにしているのか！」と怒るタイプは**葛藤型**です。医師や教師、官僚、キャリアウーマンなどかつてエリートだった人に多く、自分のあるべき姿と現実との落差に葛藤しています。暴力、被害妄想、頻繁なナースコール、弄便（ろうべん）などが出るのが特徴です。こういうタイプには、しっかり役割をつくり、プライドを満たしてあげなければなりません。

●回帰型

「家に帰る」「会社へ行く」と言って出て行こうとするのは**回帰型**です。ここでいう「家」や「会社」は、その人がバリバリ働いて輝いていた時代を指します。医学的には**見当識障害**と呼ばれる現象ですが、まずは本人の切迫感に話を合わせなければなりません。徘徊についていくときは、必ず会話を交わしましょう。居室を私物で満たしてあげ、法事に連れ出すことが有効です。

●遊離型

自分の世界に閉じこもって無為、自閉するのが**遊離型**です。これは、老いたり、障害を抱えた自分が認められず、つらい現実から逃避している姿だと考えられます。これまで自己主張せず周囲に合わせてきた人が陥りやすい症状なので、五感に訴えかける働きかけが有効です。握手やハグなどのスキンシップ、散歩や園芸、音楽、遊びリテーションに誘い出してください。

軽度認知障害（MCI）

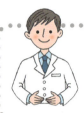

認知症の前段階を**軽度認知障害**と呼びます。認知症を発症するには数十年という長い期間が必要だといわれますが、この間のも認知症へと至るプロセスを踏んでいる人たちの存在が確認されつつあるのです。

軽度認知障害（MCI）とは何か

アルツハイマー型認知症になった人は、脳の中に**アミロイドβ**や**タウタンパク**と呼ばれるゴミがたまっています。こうしたゴミの集積は、早い人で20代から始まっているそうです。

まだ認知症は発症してはいないものの脳の中にゴミがたまり、正常と認知症の中間にある状態を**軽度認知障害**、または**MCI**と呼びます。

●軽度認知障害の定義
①記憶障害の訴えが、本人または家族から認められている。
②日常生活動作は正常に行えている。
③全般的な認知機能も正常である。
④年齢や教育レベルの影響だけでは説明できない記憶障害が存在する。
⑤まだ認知症ではない。

つまり、記憶、決定、理由づけ、実行など認知機能のうちの一つに問題が生じているものの、まだ日常生活に支障が出ていない状態になります。いわば認知症の予備軍ですね。こうした軽度認知障害の人が、日本には400万人いると推計されています（詳しくは次節を参照）。これらの人が皆、認知症になるわけではないのですが、放置すると認知機能が低下し、5年後に約50％の人が認知症に進むといわれています。

SPECTによる検査

SPECT（単一光子放射断層撮影）は、脳の血流状態を画像化できる検査機器（特殊なCTのようなもの）です。SPECTを使って調べると、アルツハイマー型認知症に特徴的なアミロイドβやタウタンパクといったゴミが脳内にたまっているかどうかがわかります。

脳内にゴミがたまりやすいのはメタボの人、とりわけ糖尿病の人なので、認知症予防の観点からも生活習慣の早急な見直しは欠かせません。

軽度認知障害から認知症への移行を防ぐには

●コグニサイズ

コグニサイズは、身体の運動と頭の体操を組み合わせた新しい運動方法で、国立長寿医療研究センター（愛知県大府市）が開発した高齢者のためのエクササイズです。運動と一緒に簡単な計算やしりとりなどの課題を行うことで、健康促進と同時に認知症の予防を目指します。国立長寿医療研究センターの研究では、軽度認知障害と診断された人が一定期間コグニサイズを行ったあとSPECTで検査したところ、脳にたまったゴミが消えていました。

●シロスタゾール

抗血小板薬（血液をサラサラにする薬）の一種ですが、国立循環器病研究センター（大阪府吹田市）の研究では、軽度認知障害から認知症への進行を阻止する結果が出ています。

●糖尿病の改善

脳内にゴミがたまりやすいのはメタボリックシンドロームや糖尿病の人なので、生活習慣病の改善は欠かせません。認知症は高齢者の病気だと思われがちですが、問題は生活習慣病との関連が深い60代70代の認知症です。その部分でいうと、軽度認知障害の予防は20代、いや10代から始まっているのです。

●禁煙

生活習慣の改善では、禁煙の大切さを忘れてはいけません。喫煙は呼吸器や循環器など全身の臓器へ悪い影響を与えるばかりでなく、歯や歯茎にも深刻な悪影響を及ぼします。

認知症を予防するためには、高齢になってもしっかり噛める歯が必要なので、認知症予防プログラムを組むときは、必ず禁煙を加えてください。

軽度認知障害の人や家族には、認知症にならない方法がいくつもあることを知ってもらいましょう。

ベテランナース

認知症高齢者

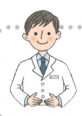

認知症は高齢者の病気とされています。しかし、50歳で発症した認知症と100歳で発症した認知症を同等に論じることができるでしょうか。ここでは、認知症と年齢の問題を考えます。

増加を続ける認知症

認知症の人は、2012年時点で462万人いたといわれています。これは厚生労働省が2013年から2015年にかけて出した推計値で、同時に約400万人の軽度認知障害の人がいると発表されたため、予備軍を含めて「認知症800万人時代」と騒がれました。

このとき厚生労働省は、2025年になると予備軍を含まない実数で700万人が認知症になると発表しましたが、これは65歳以上の高齢者の5人に1人が認知症になることを意味します。

▼厚生労働省が発表した認知症の推計値

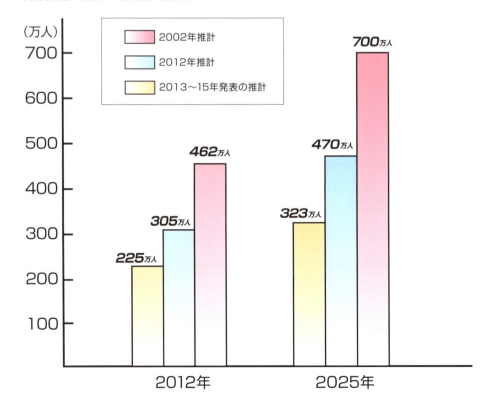

年齢と認知症との基本的な考え方

では、総数でこれだけ認知症の人がいるとして、年齢別に見ればどのような内訳になるのでしょうか。次の図は、脳神経外科医平川亘医師が書いた『明日から役立つ　認知症のかんたん診断と治療』（日本医事新報社、2017年）という本に記載されていた図を簡略化して引用したものです。

▼高齢になると認知症は合併や移行が多くなる

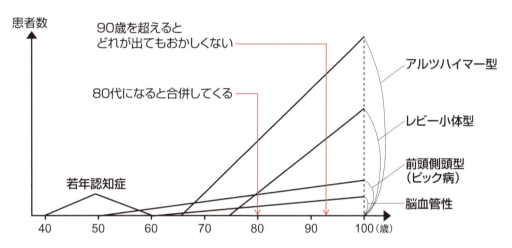

認知症の原因疾患については本文28ページで解説しますが、その前に年齢別の発症率をイメージしてください。

①50歳前後に発症する若年認知症の一群がある。
②高齢になるほど単独の疾患は少なくなり、合併や移行が多くなる。可能性として超高齢者の脳の中には、アルツハイマー、レビー、ピック、脳血管性など多彩な認知症の原因物質があり得ると考えられる。そのためどれが出てもおかしくないし、いったん出た病型が他の病型に移行してもおかしくない。
③60〜70代（もっといえば85歳くらいまで）の認知症は、生活習慣病との関連が深い。もう一つ、見逃せない原因として薬の影響がある。

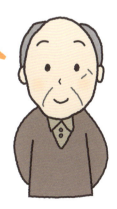

高齢になるほど「混合型」になるんだ。どれか一つだと思った。

患者

column いわゆる「問題行動」という呼び名

　本書では、ここまで認知症の周辺症状を、いわゆる「問題行動」とカッコ付きで呼んできました。問題行動という言葉は、介護者にとって問題と感じるだけで本人には理由があるのだという意見から、最近は使われなくなっています。その代わり、**周辺症状**や**随伴症状**と呼ばれるようになりました。近年は、「認知症に伴う行動・心理症状」という意味の英語（Behavioral and Psychological Symptoms of Dementia）が使われるようになり、その略語である**BPSD**または**行動・心理症状**と呼ぶのが一般的です。

　しかし、介護の世界で再びカッコ付きの「問題行動」を使う動きが出てきました。これは「問題介護に伴う老人の行動」の略語を表しています。「of Dementia」では、脳の病気だから仕方がないという雰囲気が漂いますが、カッコ付きの「問題行動」は、「自分たちの介護が原因で起こることが多いのだから、しっかり対応しよう」という決意の表明です。そうした意見の違いを踏まえながら、本書ではこれ以降、中間をとって周辺症状で統一します。

column 若年認知症

　65歳未満で発症する認知症を**若年認知症**と呼びます。厚生労働省の2009年の調査では、全国にいる若年認知症の人は3万7800人でした。しかし、うつ病などとの誤診が多いことから、10万人は下らないという専門家もいます。

　若年認知症は働き盛りの人を襲うため、本人や家族は多くのものを失います。国は経済面を含めた支援策を早急に立ててほしいものです。若年認知症は「初老期における認知症」として特定疾病に指定されているので、65歳未満でも要介護認定を受けて介護保険サービスを使うことができます。

四大認知症

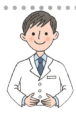

認知症を引き起こす原因疾患は多数ありますが（70種以上ともいう）、その中でアルツハイマー型認知症、ピック病（前頭側頭型認知症）、脳血管性認知症、レビー小体型認知症が四大認知症です。しかし、その比率となると医師によって、あるいは時代によって変化しています。

四大認知症とは

●アルツハイマー型認知症

脳内にアミロイドβという異常なたんぱく質が蓄積され、神経細胞が変性することによって脳が萎縮していく病気です。萎縮は広範に出現しますが、特に側頭葉の海馬と頭頂葉が顕著に萎縮します。海馬は新しい記憶を一時的に保存しておく部位なのでもの忘れが目立つようになり、頭頂葉は空間認識に関与しているので迷子になりやすくなります。

●ピック病（前頭側頭型認知症）

前頭葉や側頭葉が障害されると、抑制が効かない、言葉の意味がわからなくなります。前頭側頭型認知症は、前頭葉が萎縮すると理性がコントロールできなくなって万引き、高速道路逆走、常同行動、暴力、反社会的行動が起こり、側頭葉が萎縮すると失語症のような症状が出ます。

●脳血管性認知症

脳血管障害（脳出血や脳梗塞など）が原因で起こる認知症です。救急車で運ばれて手術するような大きなイベントの後遺症だとわかりやすいのですが、そればかりではありません。例えば、小さな脳梗塞がたくさんできた多発性脳梗塞では、目に見える後遺症がなくても何年間か経つうちに脳血管性認知症を引き起こします。

●レビー小体型認知症

レビー小体という特殊な物質が引き起こす認知症です。レビー小体はパーキンソン病の人の脳幹に出現することが知られていましたが、レビー小体型認知症ではこれが大脳皮質全般に出現します。症状としては、パーキンソン症状（歩行障害や手足の震え、体幹傾斜）のほか、幻視、薬剤過敏性、自律神経症状など複雑かつ多彩です。

四大認知症の中のどの要素がいま、前面に出ているかを考えましょう。

先輩ナース

四大認知症の比率

認知症全体の中で、四大認知症が占める割合はどれくらいあるのでしょうか。かつては次に示すような比率が一般的でしたが、近年は多くの説があります。

▼一般にいわれる原因疾患の比率

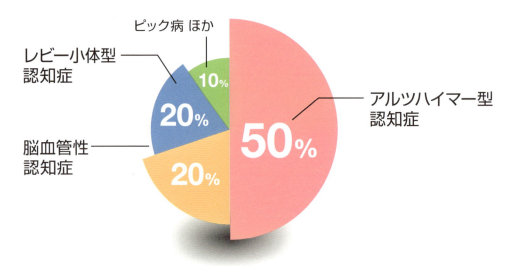

- アルツハイマー型認知症 50%
- 脳血管性認知症 20%
- レビー小体型認知症 20%
- ピック病 ほか 10%

● **第2位はレビー小体型認知症であるという説**

アルツハイマー型認知症がいちばん多いとしながらも、第2位はレビー小体型認知症で、その比率は20%以上あるという説です。

1990年頃までの日本では、脳血管性認知症が圧倒的1位でアルツハイマー型認知症が2位、この2つの混合型が第3位だったんですが、最近はそれぞれの頻度が大きく変化しています。

ベテランナース

認知症の治療

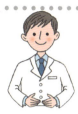

認知症の治療といえば、薬物療法のことです。その場合、中核症状に対する薬と、周辺症状に対する薬は分けて考えなければなりません。つまり、進行を抑えたいのか（中核症状の治療）、BPSDを消したいのか（周辺症状の治療）をよく考える必要があります。

 ## 中核症状の治療

中核症状には抗認知症薬を使います。わが国では現在、アルツハイマー型認知症に対して4種類の抗認知症薬が承認されています。

それが、表に示した4種類の薬です。上が商品名で、カッコ内は一般名（リバスチグミンはパッチ製剤で、2商品ある）になります。

▼抗認知薬の容量規定

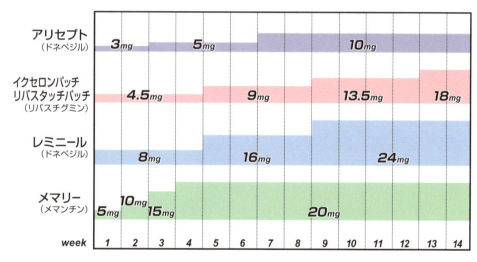

出典：一般社団法人　抗認知症薬の適量処方を実現する会（2015）

　これらはいずれも、アルツハイマー型認知症の治療薬として承認を受けました（アリセプトだけは、レビー小体型認知症を治療する承認も取っています）。

　問題は、これらの薬に増量規定が設けられたことです。図のように、アリセプトであれば3mgから開始し、2週間後には5mgに増量しなければなりません。3mgで調子がよくても、5mgに増量した途端に易怒（病的な怒りっぽさ）が出たり、やがて歩行障害や嚥下障害が出たりする人がいました。そんな場合は3mgに戻すか、副作用が出ない量を探るべきでしょう。しかし、規定どおりに増量しな

いと、レセプト（診療報酬明細書）が通らず、薬代が医療機関の自腹になるケースが出たのです。しかし、この規定は下記により2016年6月に解消されました。

その人に合った量を探すことが大切

　医療は、その人、その人に合わせて行わなければなりません。それを**個別化医療**や**オーダーメイド医療**などと呼びますが、認知症こそ個別的であるべきです。ところが逆に、抗認知症薬だけは少量で開始したあと、機械的に2～4倍まで必ず増量する決まりになっていました。薬は副作用と隣り合わせなので、その人の必要最小限を探すのが医師の腕前であるはずなのにです。

　その後、「一般社団法人　抗認知症薬の適量処方を実現する会」の働きかけによって事態は好転し、2016年6月1日、厚生労働省は全国に「少量投与であってもレセプトをカットしないように」という通知を出しました。規定どおりに増量したら多すぎるお年寄りがたくさんいたので、ようやく「当たり前」のことが実現したのです。

　もし、抗認知症薬を増量したときに怒りっぽくなったり、歩けなくなったり、食べられなくなった人がいたら、家族や介護者は薬の減量または中止を主治医に相談するべきです。ナースは、抗認知症薬の増量時には十分観察を行い、副作用が疑われるときは医師に報告しましょう。

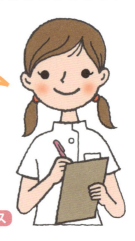

抗認知症薬が少量投与できるようになったことを知らない医師もいます。カドが立たない方法で「理由があればレセプトはカットされない」ことを医師によく知ってもらうことが必要ですね。

新人ナース

周辺症状の治療

　周辺症状には次のページで解説するように、**陽性症状**と**陰性症状**があります。陽性症状には「鎮静剤」的な、興奮を抑える薬を使うのが一般的です。

　その場合、例えば**抑肝散**（よくかんさん）という漢方薬のようなマイルドな薬を使うのと、リスペリドンという抗精神病薬のような強い薬を使うのとでは、雲泥の差があります。

　あくまでもケースバイケースで症状によるでしょうが、本来、薬は最小限に使うべきものです。本人のためではなく、家族や介護者のニーズで使うのであればなおさら、鎮静剤的な薬は慎重に使わなければなりません。

認知症薬物療法の極意「コウノメソッド」

コウノメソッドというのは、名古屋フォレストクリニックの河野和彦院長が、長年かけて自分で体得した認知症の処方を公開した「薬物療法のマニュアル」です。認知症の診断と治療は難しいので、不慣れな医師はコウノメソッドに従うと、安全で優位率の高い認知症治療を行うことができます。

▼認知症の治療で最も大切な概念

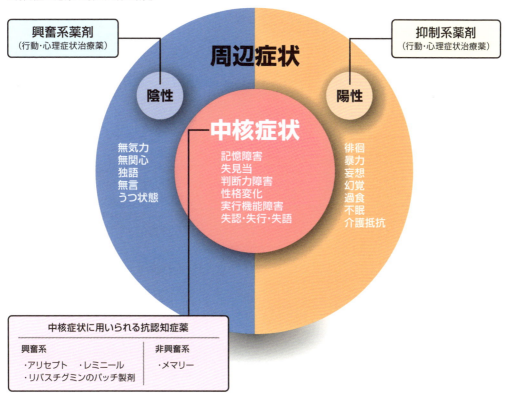

通常、中核症状には抗認知症薬が用いられますが、このうち3種類は興奮系の薬剤です。コウノメソッドでは、陽性の周辺症状が出ている人には少量の抑制系薬剤で穏やかになってもらってから、中核症状の治療を行います。そのほか、**家庭天秤法**（薬の副作用を出さないために、医師の指示のもとで介護者が薬を加減する）、**徹底した少量投与**など、コウノメソッドには優れた考え方が少なくありません。

column 「ピック病」を知ろう

　脳の前頭葉と側頭葉の委縮が目立つ認知症があります。**前頭・側頭型認知症**ないし**ピック病**と覚えてください。認知症全体の2割強を占めるレビー小体型認知症を**第二の認知症**と呼ぶならば、2割弱を占めるピック病は**第三の認知症**と呼んでもいいでしょう。前頭葉は理性を、側頭葉は言葉などを司る場所ですが、それらが障害されるとどんな症状が現れるのでしょうか。まずは怒りっぽくなります。理性のブレーキがない状態なので、暴力や暴言、性的衝動、万引きなどの反社会的行動が起こります。毎日同じように行動する常同行動がありますが、アルツハイマー型認知症と違い外出しても迷子になりにくいのが特徴です。上手に車の運転をしている人もいます。

　ピック病の人は医療機関の受診を嫌がりますが一目見ただけでもわかります。初めて診察室に入ってきたときにニヤニヤして医者を怖がりません。足を組んで勝手にカルテをめくったりします。医者を医者と思わないのが特徴です。しかし、波長を合わせると意気投合して上機嫌になります。ちょうど酔っ払いの人と接するときのような感じでしょうか。言葉の意味が理解できない意味性認知症も含みます。

　どうしてピック病を知って欲しいのか。それはこのタイプの認知症は抗認知症薬を飲んではいけないからです。4種類の抗認知症薬は、基本的に脳を興奮させる薬ですが、ピック病自体が軽い興奮状態ですから、さらに興奮してしまうのです。現実には、ピック病に抗認知症薬を投与された結果、暴れて周囲が困り果てているケースをときどき見ます。そのような場合は、抗認知症薬を中止すべきなのですが誤って増量される場合があります。大暴れしてきつい向精神薬を投与され、ふらついて転倒したりして入院する人もいます。だからぜひともピック病も知っておいてください。ピック病にはごく少量の向精神薬が著効することがあります。

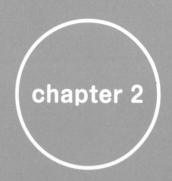

認知症の症状

認知症になると、どのような症状が出るのでしょうか。
それぞれの原因疾患が引き起こす症状を
あらかじめ知っておかないとパニックに陥ります。
症状の裏には必ず「理由」があることを忘れずに。

記憶が悪くなる

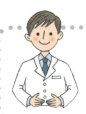

もの忘れをしたり新しいことが覚えられなかったりするなどの記憶障害は、認知症の代表的な症状です。特にアルツハイマー型認知症では短期記憶が悪くなり、日常生活に重大な支障をきたすことがあります。

認知症の記憶障害

●直前のことを忘れる
すぐ前に起こったことなのに覚えていられません。例えば、ご飯を食べたばかりなのに「ご飯はまだ？」と聞いてくるなど、近時の出来事（エピソード）が失われ、記憶がスッポリ抜け落ちてしまいます。

●同じことを何度もいう
そのため、会話をしていても同じ言葉を繰り返します。これは、たった今、自分がいった言葉を忘れてしまうためです。介護職やナースは我慢できても、家族はこれが我慢できず、つい叱りつけてしまいます。

●妄想や作話が出る
頻繁にもの忘れが起こるため、本人は生活の様々な場面でつじつまが合いません。そこで、記憶の抜け落ちた部分を無理やり補おうとして、妄想や作話（つくり話）が出ます。これは、もの忘れによる失敗をとりつくろうとするためです。

●時折、不安に怯える
初期のアルツハイマー型認知症の人は、記憶力だけが突出して衰えるので、困惑してしまいます。本人が不安で怯えている感じは、時折周囲の人にも伝わってきます。

老化との違い

老化によるもの忘れは、本人が自覚してメモを取り、周囲の人に尋ねて助けを求めれば、何とか生活していくことができます。

アルツハイマー型認知症などのもの忘れは、自覚して対応することが困難です。例えば、待ち合わせの場所に来ないので電話をしてみると家にいて、「約束した覚えはない」と怒り出すためケンカになります。

そういう人はアルツハイマー型認知症の診断が出る前から、家族や仲間が「どうもおかしい」「こんな人じゃなかった」と思えるような、深刻なもの忘れによるトラブルがあるものです。

人には2種類の記憶がある

●最近の記憶

新しい記憶は、側頭葉の海馬に「記銘」されます。ここは「記憶の一時預り所」のようなところで、この記憶は睡眠中に「永遠の保管庫」である大脳皮質へ転送されるのです。アルツハイマー型認知症になると海馬の神経細胞が激減してしまうので、転送スピードが遅くなり、新しいことを「保持」「再生」しにくくなります。そのため、認知症の人は新しいことをなかなか覚えられないのです。

ちなみに、大脳皮質の記憶細胞は100億個以上ありますが、海馬は100分の1以下の容量しかかありません。

●遠い昔の記憶

海馬と大脳皮質の関係は、パソコンと外部のデータ保存庫に例えることができます。いったんデータ保存庫に蓄積された記憶は、一生保持され、必要に応じて再生できるのです。

認知症が深くなって家族の顔さえわからなくなっても、若い頃の記憶が鮮明に残っているのは、大脳皮質というデータ保存庫にしっかりしまわれているためにほかなりません。

高齢者にとって、最近の記憶と昔の記憶の比重が異なるのは、2種類の記憶のメカニズムやそれを保持する場所が違うからだと考えられます。

▼記憶の一時預り所「海馬」

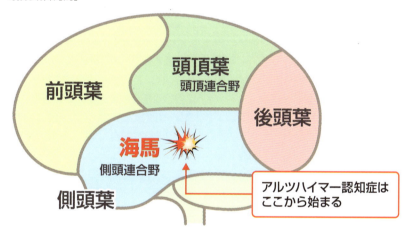

大脳皮質への記憶の転送効率を上げるには

では、どうすれば最近の記憶を長期保存できるのでしょうか。海馬から大脳皮質への記憶の転送効率を上げることができれば、認知症の予防にも役立ちます。

それにはまず、良質の睡眠を確保することです。記憶は睡眠中に海馬から大脳皮質に転送されますから、睡眠は大切にしなければなりません。

次に、歩くことです。ラットの実験では、運動の有無で記憶の転送効率が2倍違いました。人は歩くことで健康になり、認知症を予防することもできるのです。

見当識障害が起こる

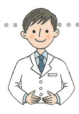
見当識(けんとうしき)というのは、いまがいつで、ここがどこで、自分が誰かという感覚です。認知症になると、この見当識がおかしくなります。これらを忘れるというよりも、これらがわからなくなっていくのです。

見当識障害の現れ方

●季節感が失われる
冬なのに薄着をしたり、夏なのに厚着をしたりするのが初期の症状です。「いまの季節は何ですか？」と質問しても、正しく答えられません。健康なときは敏感だった四季への感受性が失われ、季節の移ろいへの関心もなくなります。

●時代を間違うようになる
家族と昔話をしているときに、数十年単位で時間を間違うようになります。時間を間違うというより、時代を間違えている感じです。自分がまだ若いと思っていたり、中年になった子どもがまだ小さいと思っていたり、とっくに死んだ親がまだ元気でいるような思い違いが多くなります。

●時間➡場所➡人の順にわからなくなる
こうした見当識の障害は、時間➡場所➡人の順に出てきます。最初はいまがいつかがわからなくなり、次にここがどこかがわからなくなり、最後に自分や自分の身近な人が誰だかわからなくなるのが一般的です（あくまで一般論ですが）。

見当識障害が出ると、家族は**リアルオリエンテーション**（正しい時間や場所や人を教えようとすること）を始めがちですが、怒りながら教えてもいいことはありません。介護職であれば、話を合わせるくらいの余裕がほしいものです。

●その場にふさわしい行動がとれなくなる
見当識が失われると、人は自分がなぜここに居るのかがわからなくなります。周囲に居る人たちと自分との関係もわからなくなるので、場当たり的な対応しかできません。認知症の人が見当識を失っているかどうかは外から判別できないので、危うい部分はさりげなく共感的な言葉で補い、本人が傷つかないようにフォローしましょう。

人間性を問われる症状

　一般的に認知症は「忘れる病気」だと思われていますが、専門家の中には、忘れるのではなく「わからなくなる病気」なのだと指摘する人もいます。そう考えると、身体の機能にはまだ余力が残っていても、認知症が深まった時点で、脳の機能はそろそろ残り少なくなっているのかもしれません。

　見当識障害は一時的なものであったり、日によって状態が変動したりします。程度の差はあってもやがて進行しますから、本人に尊厳ある余生を過ごしていただくにはどうすればよいか、周囲が考える時期にきたことを示す一つの指標です。本人にとっても介護者にとっても、人間性が問われる症状だといえます。

「医療の病気」というより「介護の病気」

●日常生活全般に介助が必要になる

　見当識障害が進行すると、食事、排泄、入浴など日常生活のすべてに介助が必要になってきます。本文14ページで述べたように、認知症は「医療の病気」というよりも「介護の病気」なのです。見当識がおかしくなったからといって、様々な薬を試すことで何とか治療しようとしてはいけません。それよりも、わからないこと、できないことを介助して、穏やかな生活を実現することを目指してください。

●試すような声かけをしてはいけない

　家族が面会に来たとき、「この人誰？」と質問するナースや介護職がいますが、認知症の人を試すような声かけは止めましょう。わからないと感じたら「お孫さんが来てくれてよかったですね」とさりげなく助け舟を出すことが必要です。間違えると本人は恥ずかしい思いをしますし、わからない相手に対して申し訳ない気持ちにもなります。逆にわかる場合は「バカにされている」と感じるので、試すような質問にメリットはありません。

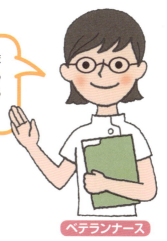

誤った見当識を無理に正す必要はありません。問題があるとすれば、本人のわからないことや、できないことを助けてあげられない周囲の側にあります。

ベテランナース

物事の手順がわからなくなる

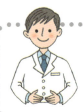

認知症になると、これまで普通にできていたことができなくなります。何をどのように進めればいいかという「手順」がわからなくなるからです。これは、無意識に行う**手続き記憶**が障害されたことを意味します。

手順がわからなくなるとは

●調理ができなくなる

長年主婦をしていた人が、次第に同じものばかりつくるようになり、味がおかしくなり、やがて見た目もグチャグチャな料理しかできなくなります。在宅の場合これに気づくのは、たまに帰省する子どもです。調理は、包丁や火を使う危険な家事でもあるので、どこかの時点で止めさせなければなりません。

●買い物ができなくなる

買い物もできなくなります。道に迷わなければ買い物には行けるのですが（最近はカゴに入れてレジに並ぶだけのスーパーが多いので）、財布の釣銭を数えられなくなって、毎回お札を出すようになります。また、同じものばかり買ってくるので、冷蔵庫を見ると「買い物ができていない」ことが一目瞭然です。

●趣味に対して無関心になる

物事の手順がわからなくなっていちばん困るのは、かつて得意であった趣味や日課ができなくなることです。そのため、認知症が深くなった人は、例外なく趣味や日課に無関心になります。本人の心の中では何らかの葛藤が起こっているのかもしれませんが、外見からは「放り出した」ようにしか見えません。無理に続けさせようとすると感情的な軋轢を生むので、プライドを傷つけない対応が必要です。

●総じて実行機能障害が起こる

こうした症状を総合的に見ると、認知症の中核症状の一つである**実行機能障害**が起こっていることがわかります。つまり、計画を立て、段取りよく物事を進めることができなくなっているのです。特に、2つのことを同時に行うことができなくなっているので、ケアする人は「一連の行為を分割し、一つひとつをしてもらいながら、それをサポートする」根気のよさが求められます。

グループホームでの生活をイメージできますか？

●グループホームとは

介護保険上の正式名称は**認知症対応型共同生活介護**で、認知症の人9人がワンユニットになり、職員の手助けを受けながら共同生活を行う場です。独居の高齢者が認知症を発症して一人で暮らせなくなったとき、良質なグループホームに移り住むことができたら、安全な余生につながります。

グループホームのモットーは、すべてのことを職員にケアしてもらうのではなく、できる部分を担当して皆の役に立つことです。例えば調理の場合、味付けはできなくても野菜を洗うことならできる人がいますから、そういう人には手伝ってもらいます。洗濯物を畳むなど比較的簡単な家事はやってもらうのが、**グループホーム方式**だといえます。

●役割があることはとても大切

認知症になると「何もわからない人」「何もできない人」にされ、あらゆる役割を奪われがちです。しかしそれは、かつてのように「段取り良く手順をこなせない」だけで、一つひとつ単体の行為であれば、できることはたくさん残されています。

ケアをする場合は、グループホーム方式でそれぞれの認知症の人のできることを探し、役割を果たしてもらって皆で感謝し合いましょう。こうすると本人の自尊心が満たされ、周辺症状が目立って少なくなるものです。

できなくなるプロセスを愛おしもう

認知症の介護は、初期、中期、終末期と大きく3段階に分けられます。初期は周囲の人が異変に気づき、医療機関を受診する時期です。中期は介護保険でデイサービスやショートステイを利用しながら療養する時期（この段階に特養などの介護施設へ入所するする人もいます）。終末期は嚥下や歩行が困難になり、延命装置を付けるかどうかの判断が待ち受けます。

中期は長く続き、いちばん大変な時期です。日常生活動作が減っていくために次第に介護の手間が増える一方、介護者や家族を悩ます周辺症状も増加します。物事の手順がわからなくなるという症状もこの時期に出るので、介護者はイライラすることでしょう。

しかし、看取りが終わってから長かった認知症介護の日々を思い出したとき、「ああ、あの頃はまだあれができていたし、これもできていた」と懐かしく思い出す時期でもあるのです。ハイレベルな課題ではありますが、まだできることを取り上げず「できなくなっていくプロセスを愛おしむ」優しさを持ってください。

時間の感覚がおかしくなる

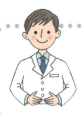
1日の中で、いまがどの時間帯なのかがわからなくなります（若い人でも長く寝過ぎたときに一瞬起こります）。認知症の人は夜になると活動的になったり、暗くなる時間帯に出て行こうとしたりします。

✚ 脳血管性認知症の昼夜逆転

アルツハイマー型認知症の人は昼間に徘徊しますが、脳血管性認知症の人は夕方以降に徘徊します。前者は一種の迷子で、後者は時間の感覚がおかしくなっているのです。

●夜間せん妄
せん妄というのは、意識が混濁してうわごとをいうなど取り乱した状態です。脳血管性認知症の人は、このせん妄を夜間に起こしやすく、総じて夕方以降の時間に不安が増し、徘徊を始め、悪化すると昼夜逆転が起こります。

●帰宅願望
帰宅願望というのは、介護施設などから出て行こうとする人が、よく「家に帰らせていただきます」というところから名づけられました。認知症になるとよく見られる症状です。特に脳血管性認知症の人は、日が暮れる時間帯になるとソワソワして「帰ります、帰らせてください」といい出すので、**夕方症候群**と呼ぶこともあります。

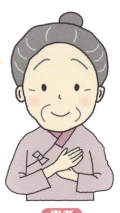

輝いていたころの自分に帰りたいのよね。

患者

昼夜逆転や帰宅願望が起こる理由

●不活発な生活

夜寝るためには、就寝時に適度に疲れている必要があります。家でも施設でも、昼寝ばかりしていたら夜に眠らないのは当然です。特に徘徊が心配で鍵をかけて閉じ込めているような施設では、生活が不活発になりますから夜寝てもらえません。

●どこへ帰りたいのか

「帰ります」といいながら施設を出て行こうとする人が家に帰りたがっていることはわかりますが、在宅で介護されている人も出て行くとき「家に帰ります」といいます。昔住んでいた故郷の家かと思うと、ずっと生家に住んでいる人も「帰ります」というのです。「帰る」という言葉は場所ではなく、過去の元気だった時代のことを示しているのかもしれません。

●介護されている自分への拒否

「帰ります」といって出て行く認知症の人は、施設や介護者を拒否しているのではなく、介護されている自分を拒否し「ここは本来自分がいるべき場所じゃない」と主張しているのです。そう考えると、ケアの方針が立てられます。認知症の人が「自分はここにいてもいいのだ」と思えるような、無意識が安らげるような居場所づくりです。

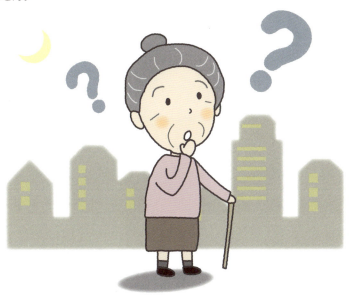

昼夜逆転への対応

●日中を活動的に過ごす

日中を活動的に過ごしてもらうと、夜は適度に疲れて寝てもらえます。具体的には在宅であればデイサービスを利用し、施設であれば散歩に連れ出したり遊びリテーションなど体を動かすレクリエーションを行ったりするのです。しっかり日光を浴びると覚醒リズムが整うので、早起きと散歩は最大の対応策といえるでしょう。

●出て行こうとしたら話題を変える

「家に帰る」といって出て行こうとする人は、切迫した感情に支配されています。責めたり、理屈で時間をわからせようとしたり、無理やり布団に押し込めても改善できません。

本人なりの理由があればそれを聞き、「そうですね」と受け入れてから、「でも今日は遅いから泊まっていってください」となだめましょう。「子どもが心配」「仕事が心配」など理由がわかれば、子どもや仕事のことに話題を変えるとうまくいきます。

●ナイトミールを提供する

話題を変えるときには「お茶でも飲みましょう」と誘いましょう。あらかじめ、ホットミルク、ミルクココア、温かいプリン、お汁粉、甘酒などのナイトミールを用意しておき、提供すると副交感神経が刺激されて穏やかな眠りにつけます。

●薬に頼るのは最低限に

夜勤のナースや介護職は睡眠薬や安定剤を要求しがちですが、薬に頼るのは最後の手段です。薬を使うと明け方トイレに行こうとしてふらついて転倒したり、効き過ぎて日中が再び不活発になったりして昼夜逆転が本格化しかねません。認知症の人の時間感覚がおかしくなったとしても、それを薬でコントロールするのはできるだけ避けましょう。

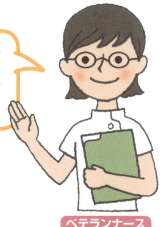

「家に帰ります」といって出て行くのは、介護者を拒否しているのではなく、ケアされる存在になった自分を拒否しているのだと理解しましょう。

ベテランナース

徘徊（はいかい）する

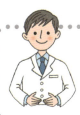
徘徊という言葉は、辞書を見ると「目的もなくうろつき回ること」と書いてあります。しかし、認知症の人の多くは、目的を持って出て行くのです。そのことを理解しないと、徘徊のケアはなかなかうまくいきません。

回帰型の人の徘徊

本文21ページで紹介した「周辺症状による認知症の分類」で回帰型に分類される人は、よく徘徊をします。その特徴を覚えておきましょう。

●過去の良かった時代に戻ろうとする

回帰型というのは、老いたり障害を持ったりした自分を自分だと認めることができないため、過去に戻ることで自分を取り戻そうとするタイプです。回帰するのは、必ず自分がいちばん輝いていた時代に限ります。男性であれば仕事の絶頂期、女性であれば育児で大変だったが周りから必要とされ、生きがいを感じていた時代です。例えていえば、昔教授だった人は、講師や准教授時代ではなく、必ず教授時代に戻ろうとします。

●アルツハイマー病の人の徘徊

回帰型の人が過去の良かった時代に戻ろうとするのに対して、脳の器質的な病気であるアルツハイマー病の人（老化ではなく、本当の認知症の人）の徘徊は、理由が不明です。いまの自分を否定している点では類似していますが、回帰しているのではなく、現在と過去が混乱している感じがします。

徘徊には3つのタイプがあることを知り、どのタイプかを見分けることで、その人に応じた対応ができるようになります。

新人ナース

徘徊のタイプ別対応法

●確信を持って出て行く人

「仕事に行かねばならん」「子どもが腹を空かせて待っている」など、役に立っていた頃の自分に帰ろうとする回帰型の徘徊です。本人の切迫した気持ちを受け入れ、「帰らなければならないの。そう、大変よねえ」と共感することで受け入れてもらえます。介護職が付いて歩く場合も会話を続け、回帰する理由に共感を示すことが大切です。

●不安そうにウロウロする人

困惑した表情であちこち歩き回る人は、生活の中に原因があるものです。便秘ではないか、脱水を起こしていないか、発熱がないか、慢性疾患の悪化がないか、季節の変わり目に反応しているのではないか、薬の副作用が出ているのではないかなど、生活の中で考えられる原因を一つひとつチェックしていきましょう。このタイプの人は、原因がなくなると徘徊しなくなります。

●ブラブラと散歩している人

徘徊かと思って後を追うと、「実は散歩をしているだけだった」という人もいます。表情に余裕があり、特に困った様子がなければ徘徊と呼ぶべきではないでしょう。介護者は黙って見守るか、一緒に散歩をしてください。

徘徊への対応の良し悪し

●鍵をかけて閉じ込めてはいけない

家や施設を人知れず出て、行方不明になる人もいます。そうなると家族や職員が手分けして探すか、警察に通報するしか方法がありません。自治体の防災無線に服装や外見の特長を伝えてもらい、地域の住民に捜索への協力を呼びかける場合もあります。

一度こうした行方不明事故を起こした人は、部屋に鍵をかけて閉じ込めておきたくなります。しかし、閉じ込めると本人の心身はダメになり、施設はケアの質が劣化するだけです。歩くのは健康にいいことなのに、人手が足りないからといって閉じ込めるのは避けましょう。事務所（オープンカウンターがベスト）を出入り口の横に設置し、人手をかけたケアをすれば、出て行きそうになっても気付けるものです。

●近所への通報が理解を生むこともある

行方不明を逆手にとって、地域に協力者を増やした施設もあります。徘徊して行方不明になりそうな人の写真が入ったチラシをつくり、「この人が通ったら知らせてください」と商店街や町内会に撒いたのです。そのとき、お願いする理由として「私たちは鍵をかけて利用者を閉じ込めたくないから」と説明したことが評判となり、この施設は地域に大勢の協力者を得ることができました。「いい介護施設とは、オープンな施設である」という教訓を地で行くような話です。

妄想が起こる

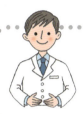
認知症は病気だと頭でわかっていても、子どもはなかなか冷静でいられません。親が失敗をするたびに、頭ごなしに怒鳴り散らす子どもがいます。子どもや嫁が怒ると、認知症の人に出始めるのが**被害妄想**です。

関係性の逆襲

●介護は、つい一方的な関係になりやすい

人と人との関係は、本来相互的なもの（お世話にもなるし、お世話もする）であるはずです。しかし、要介護状態になるとその関係が崩れます。要介護者が、一方的に迷惑をかけている状態が固定化されるからです。かつて自立した生活を営んでいた高齢者は、この一方的な関係が我慢なりません。たとえ認知症になっていたとしても、上下関係の下になった側には、必ず悔しい気持ちが潜んでいます。

●マグマのように、逆転へのパワーがたまる

お嫁さんに日々介護されている認知症の義母がいたとします。その場では「ありがとう」といっていたとしても、いつまでも続く上下関係はとてもつらく感じられるものです。たまには自分も「ありがとう」といわれたいという気持ちが、義母に湧いたとしても不思議ではありません。「感謝されたい」「承認されたい」「謝ってほしい」という願望が、次第にマグマのように蓄積されていきます。

●一発逆転できるのが、自分は被害者であるという妄想

固定した上下関係を一発で逆転させる方法があります。それは、自分が被害者になることです。例えば介護者から「物を盗られた」「浮気をされた」と主張すると、自分は被害者になります。要介護状態でありながら立場が上になれるため、それが真実かどうかはどうでもいいのです。いったん思い込むと、認知症の人にとっては「それが真実」になります。

こうした妄想によって泥棒にされる（あるいは浮気者にされる）のは、決まって熱心な家族か介護職です。

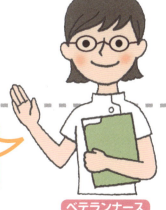

「嫁が財布を盗った」と姑がいう場合、姑が悪いのではなく、嫁の上から目線が原因であることも知っておいてね。

ベテランナース

物盗られ妄想

●「財布を盗られた」と騒ぎ出す

物盗られ妄想は、認知症の代表的な症状です。もの忘れがひどくなった認知症の人は、財布など大切なものをしっかりしまいこんだあと、すぐにどこへしまったかを忘れます。しかし、自分が忘れるなどとは思いませんから、「誰かが盗った」と思い込むのです。

その嫌疑は、身近にいて熱心に介護してくれる人に向かいます。理不尽な話ですが、もの忘れによって見失った財布と関係性を逆転したいという意識下の願望が、うまくリンクしていくのです。

●物盗られ妄想への対応法

泥棒にされた介護者は、財布を自力で探し出してはいけません。さらに疑いが深まるので、本人と一緒に探しましょう。できれば本人に探し出させて、「見付かってよかったですね」と一緒に喜びましょう。決して「ほら、私が盗ったのではないでしょう」と本人を責めないことです。

物盗られ妄想が出ないようにするには、一方的な関係を改善するしかありません。時間をつくって介護者が要介護者から習い事をするなど、こちらもお世話になって相互的な関係に持ち込むと、物盗られ妄想が消えることがあります。

嫉妬(しっと)妄想

●介護してくれる妻の浮気を疑う

自分を介護している配偶者や身近な介護者が、外出中に他の異性と関係を持っていると思い込むのが**嫉妬妄想**です。嫉妬の裏には、強い孤独感やコンプレックス（劣等感）が存在します。妄想を抱く本人は、一方的に介護されている状態への屈辱感と、見捨てられてしまうのではないかという不安を抱いているのです。

いわれた側は「まさか、こんな年になって」と軽く受け流しがちですが、嫉妬妄想は容易に暴力へ発展するので、慎重に対応しなければなりません。

●嫉妬妄想への対応法

要介護者が寝たきりであったり、障害のために行動が制限されていたりすると、嫉妬妄想が出やすくなります。要介護者が動けないため常に見られる立場にあり、介護者は自由に外出できるという**プライベート空間の差**が問題を生むのです。

こういう場合は、介護者が見ることができない**要介護者のプライベート空間**を用意しましょう。在宅であればデイサービスやショートステイを利用する、施設であれば他の優しいボランティアやスタッフが車イスを押して散歩に行く、などです。そこで配偶者がうらやましがってみせれば、案外あっさりと嫉妬妄想が消えたりします。

嫉妬妄想は不安と寂しさの合図なので、配偶者は行動予定や帰宅時間を正確に伝え、会話やスキンシップを増やし、異性の話は避けるようにしましょう。

暴力的行為

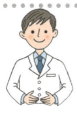

認知症の人は、してほしいことやされたくないことを言葉でうまく説明できないために、時として暴力的になります。ケアをする側は、ただ暴力を抑え込むのではなく、暴力となって表れた訴えの中身をしっかり考えるべきです。

葛藤型の人の怒り

本文21ページで紹介した「周辺症状による認知症の分類」で葛藤型に分類される人は、よく暴力を振るいます。その特徴を覚えておきましょう。

●不甲斐ない自分に怒っている

葛藤型の人にとって介護職は、自分の「生殺与奪の権を握っている」強力な権力者です。この人たちに介護をしてもらわなければ生きていけないのですから、自分の不甲斐なさが腹立たしく感じられます。常に全面的な監視下に置かれ、行動を見張られなければなりません。この一方的な関係に対する興奮が、突然怒りに変わるのです。

葛藤型の口癖が、「俺（私）をバカにしているのか！」であったことを思い出してください。怒りが介護職へ向かうのであれば、さほど問題ではありません。目前のことなので管理できますし、他の利用者を傷つけたり自傷や自殺されたりするより安心です。

●ピック病の人などの暴力

中には、脳の病変によって自制心が失われた人もいます。特に**ピック病**など前頭葉が萎縮するタイプの認知症では、感情のコントロールが効きません。常同行動（毎日同じ椅子に座り、同じ行動をしなければ気が済まない）をじゃまされたりすると、怒りが爆発するものです。そうなると自然災害と同じなので、病気の症状として不可抗力の暴力があることも知っておきましょう。

暴力的な人への対応法

●いったん逃げて時間を置く

体格のいい男性の利用者による暴力であったとしても、襲われた介護職の方が若くて健康なのですから、走って逃げれば大事には至りません。力ずくで押さえ込むのは、本人や他の利用者が危険なときです（マニュアル化しておく）。葛藤型の人は、これまで社会で立派な立場にいた人なので、時間が経てば落ち着いてくれるものです。

身の安全を確保したら、本人が冷静になるまで時間を置きましょう。襲われた人が戻るときは在宅であれば親族や隣人、施設であれば管理者やお気に入りの介護職が立ち会うなど、第三者にいてもらうと安全です。

●日頃のケアを反省する

職員が暴力を受けたら、日頃のケアを見直す機会です。ケース会議などで取り上げて、何か間違った対応をしていなかったかを検討しましょう。行動を過度に制限したり、子ども扱いしたりするなど、無意識のうちに本人が嫌がることをしている場合があるものです。

また、コミュニケーション障害が進行していないか、感覚器（視力、聴力、しゃべる力）の低下を疑ってみる必要もあります。

●役割を与えて感謝する

介護をしていていきなり怒り出されると、理不尽に思えるものです。しかし、本人が怒っているのは不甲斐ない自分に対してなので、介護者はそのことを理解しましょう。そして、「あなたは役立つ存在です」と伝えるのが効果的です。在宅であっても施設であっても役割を与え、してもらったことに感謝の気持ちを伝えると落ち着いてもらえます。

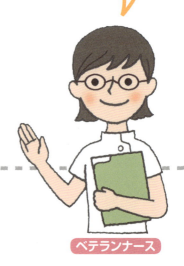

他の利用者に危害を与えるといけないので、イザというときにどう行動すればいいか、しっかりマニュアル化しておきましょう。

ベテランナース

暴力への悪い対応

●薬でおとなしくさせる

抗精神病薬などの薬でおとなしくさせるのは、最後の手段です。興奮が収まらず、集団生活が維持できないようなら仕方がありませんが、それでも少量にとどめましょう。過度な鎮静をかけると、認知症の人がダメになる結果しか生みません。

●身体拘束をする

鍵をかけた部屋に閉じ込めたり、ベッドに手足を縛ったりする身体拘束は、介護施設では禁止されています。介護保険制度が始まる前年に出された厚生省（当時）令によると、「当該入所者（利用者）または他の利用者等の生命または身体を保護するため緊急やむを得ない場合」でなければ身体拘束を行うことはできません。

不潔行為

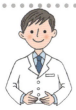 **不潔行為**とは、具体的には異食（食べ物ではないものを口にすること）や弄便（便をもてあそぶこと）などを指します。こうした症状が始まると、「認知症＝人格崩壊」といったイメージが湧きますが、理由を考えることが必要です。

異食はなぜ起こるのか

●赤ちゃんの頃に回帰しているから

認知症の人が食べ物ではないものを口に入れて食べようとすると、**異食**と呼んで介護事故扱いになります。当然、飲み込むと体に悪いものや危険なものは止めなければなりませんが、実はそれほど不思議な行為ではないのです。赤ちゃんには、口唇期と呼ばれる時期があります。これは、1歳半頃までの赤ちゃんが目についたものを手当たり次第に口に運び、あらゆるものを口の感覚を通して確認しようとすることを指す言葉です。異食を行う認知症の人は、口唇期の赤ちゃんに回帰していると考えられます。

弄便はなぜ起こるのか

●「快・不快の原則」で行動するから

認知症の人がオムツの中に手を入れて便を掴み出すのも、同じ理由で説明できます。赤ちゃんはオムツの中に便が出ると不快なので泣いて訴えますが、認知症の人はたまたまそこに手が届くので、自分で取り除こうとするのです。その結果、手が汚れるので周囲の壁やカーテンになすりつけ、あたかも便をもてあそんでいるように見えます。

赤ちゃんは「快・不快の原則」で行動するものです。快適であれば天使のような笑顔を見せるのに、不快であればぐずって泣き続けます。認知症になった人もまた、快・不快の原則に回帰しているのです。そう考えると異食も弄便も、決して異常な行為ではありません。

赤ちゃんに回帰した高齢者への対応

●退行と捉えてはいけない

世間の人は、異食や弄便を退行と捉えがちです。この言葉には「人間からの逸脱」といった意味が感じられ、あまりいいイメージがありません。しかし、回帰であれば「天寿を全うしてめでたく赤ちゃんへ還るのだ」というイメージが湧いて、幸せなことに思えます。

赤ちゃんが異食をしたり弄便をしても、手足を縛ったり薬を飲ませておとなしくさせようとする人はいません。それと同じように、認知症の人を縛ったり薬を盛ったりするのは間違った対応です。

●スキンシップを図ろう

異食や弄便をする認知症の人は赤ちゃんに回帰しているのですから、母性に包まれたストレスのない生活をつくりましょう。具体的なケアの手法としては、**スキンシップ**が有効です。添い寝をする、ハグをする、肩に手を回す、腕をさする、手を握るなど、利用者との関係性に応じた無理のない範囲でスキンシップを図りましょう。こうした触れ合いは、薬よりもはるかに有効で、副作用もありません。

すぐにオムツを外す人への対応

●なるべくトイレで排泄を

認知症の人がすぐにオムツを外してしまうのは、オムツをしている感覚がイヤだからです。または、排便した後に自分で始末しようとして外す場合もあります。

どちらにしても根底には不快感があるので、オムツに頼らずなるべくトイレで排泄してもらいましょう。便意の訴えがなくても、定期的なトイレへの誘導は欠かせません。

●数回の失敗で諦めないように

赤ちゃんの頃はオムツに排泄していたのだから、年を取ってオムツに回帰するのは自然なことだという人がいますが、これは間違いです。年を取ったからといって安易にオムツにすると、被害妄想が出たり認知症が増悪したりするので注意しなければなりません。何度失敗しても諦めず、意識のある間はトイレでの排泄を支援するのがケアの基本です。

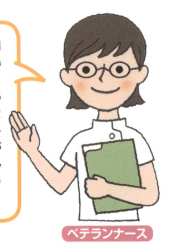

赤ちゃんの頃に回帰しているのなら、お漏らしは最初からオムツで対処すればいいのではないかとお思いでしょうか。赤ちゃんとお年寄りの違いは、認知症になってもお年寄りにはプライドが残っていることです。赤ちゃんだってオムツから一挙にトイレでの排泄はできず、何度も失敗しながらお母さんに手助けされて排泄が自立しますよね。同じように時間をかけて逆戻りしましょう。

うつ状態

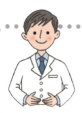
認知症の人は、うつ病とよく誤診されます。そのため「間違った治療や対応が長く行われていた」という人は少なくありません。認知症とうつ病を正しく識別することは、認知症ケアに欠かせない大切なことです。

遊離型の人のうつ状態

本文21ページで紹介した「周辺症状による認知症の分類」で遊離型に分類される人は、うつ病のように見えます。その特徴を覚えておきましょう。

●つらい現実から逃避した姿

遊離型というのは、老いたり障害を持ったりした現実を受け止めることができず、積極的に生きることをあきらめたタイプです。このタイプの人は、自わからはなにもせず、他人とも関わりません。表情は暗く、独語（ブツブツと人でつぶやくこと）が多くなります。

手がかからないので見逃されがちですが、進行すると食事に手を出さなくなり、口に入れても噛まなくなるので放ってはおけません。このタイプの認知症こそ、しっかりケアする必要があるのです。

●五感に訴える働きかけが効果的

遊離型の人には、五感を刺激してあげましょう。異食や弄便をする人に有効だったスキンシップは、ここでも効果的です。そのほか、四季折々の園芸療法、風船バレーなどの**遊びリテーション**に対して、イキイキとした反応を示すことがあります。

遊離型の人のうつ状態は「生きていても仕方がない」という思いからきているので、「生きていてよかった」と思える体験をなるべくたくさんしてもらうことがケアの目標です。

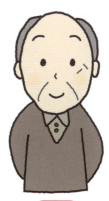

40歳代はパンツ障害、50歳代はうつ病、そして60歳代はレビー小体病といわれてきました。

患者

うつ病と誤診して抗うつ薬を投与すると

●レビー小体型の場合
類縁疾患のパーキンソン病の人も同じですが、表情が暗いためうつ病に見えます。しかし抗うつ薬を投与すると、認知機能やADL（日常生活動作）が低下しがちです。

●脳血管性認知症の場合
表情は暗く、動作は緩慢で、**易怒**（病的な怒りっぽさ）が多くなります。うつ病と誤診されるケースが多い認知症ですが、抗うつ薬を投与されると歩行障害や嚥下障害が悪化します。

●前頭側頭型認知症（ピック病）の場合
ピック病の人は感情面の不自然さが目立ち、能面のように無表情で無言だったりスイッチが入ったように怒ったりします。認知症と誤診されて抗うつ薬を投与されると、歩行障害や姿勢異常が出ます。

●アルツハイマー型認知症の場合
記憶障害が進行すると認識が現実とかみ合わなくなり、不安感や非現実感が増してきます。そこに抗うつ薬や抗不安薬が投与されると、認知機能がさらに低下してしまうのです。

抗うつ薬の作用は、うつ病と認知症では逆に出る

　認知症の人は症状によって暗い表情になるため、うつ病とよく間違えられます。問題は、認知症なのに抗うつ薬を投与されると様々な弊害が出ることです。レビー小体型認知症のように薬剤過敏性があると、危険な状態に陥ることもあります。他方、本物のうつ病であれば、自殺しかねないのでちゃんと抗うつ薬を処方しなければなりません。

　抗うつ薬は、本物のうつ病だと興奮系の薬剤として作用しますが、認知症だと抑制系に作用するのです。うつ病と誤診される認知症の人はほとんど陰性症状が出ているので、抗うつ薬を投与されるとよけい抑制されて食欲や脚力が奪われます。

　したがって、認知症とうつ病との鑑別は、正確に行わなければなりません。コウノメソッドでは、「抗うつ薬の二面性」について注意を呼びかけています（コウノメソッドからの引用）。

幻覚、妄想

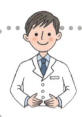

妄想は起こるはずのないことが起こったと思い込むことで、代表的なものは物盗られ妄想や嫉妬妄想（本文46ページ）です。幻覚には幻視や幻聴などがあり、幻視を起こしやすいのはレビー小体型認知症です。

レビー小体型認知症の人の幻視

●幻視とはどのようなものか

幻視とは、実際には存在しないものが見えることで幻覚の一部です。幻視はアルコール依存症、覚醒剤中毒、各種の精神障害で見られます。また、一定の場所に閉じ込められる拘禁ノイローゼのような症状で見られることもあります。

レビー小体型認知症には様々な周辺症状が出ますが、代表的なものがこの幻視です。見えるのは虫などの小動物や子ども、見知らぬ人など。3Dのようにリアルなので、本人には、そこにそれがいるとしか思えません。

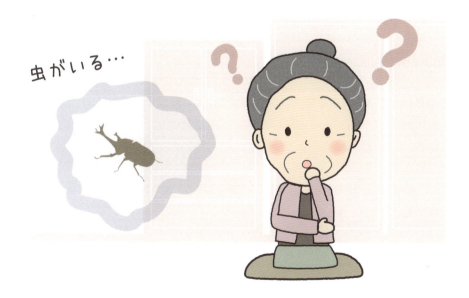

● 脳の後頭葉の血流低下が原因

　レビー小体型認知症の幻視は、周囲が否定しても治りません。本人が怖がっているときは、介護者が一緒に幻視の見える辺りに行って、正体を探してあげましょう。近づくと消えることほとんどですが、「ほら、いなかった」と否定するのではなく、本人には見えていたのだと認めてあげることが大切です。レビー小体型認知症の人の頭部を画像検査すると、後頭葉に萎縮や血流低下が見られます。ここには視覚の中枢があるため、脳の器質的な変化で幻視が見えているのです。

幻覚は統合失調症特有の症状

● 認知症との鑑別は正確に

　実際にはあるはずのないものが知覚されることを**幻覚**と呼びます。「いないものが見える」**幻視**や「聞こえないものが聞こえる」**幻聴**が代表的なものですが、他にも幻臭や幻触、切断した下肢があるように感じる幻肢など幻覚の種類は様々です。

　幻覚を訴えると、通常医師は統合失調症を疑います。しかし、明らかな幻聴があるわけではなく、幻視だけならレビー小体型認知症を疑うべきでしょう。幻視はたんなる後頭葉の機能低下（加齢）でも起こります。

海馬は「歩行」で再生する

　認知症が進むと、少し前に飯を食べたことは忘れますが、子供のときの記憶は鮮明に覚えています。実は直前に食べたご飯という新しい記憶と、子供時代の古い記憶は保存場所がまったく違います。直前にご飯を食べた記憶はとりあえず左右の脳にあるタツノオトシゴのような形をした**海馬**という部位に保存されます。

　海馬には1億個の神経細胞があり短期記憶の仮置き場です。夜間睡眠中に海馬の記憶情報は脳ミソの表面である大脳皮質に転送され、固定・強化されます。大脳皮質には100億個以上の神経細胞がありますが、加齢とともに減る一方です。しかし最近、歳をとってもある行為により脳内で新たな神経細胞が生まれる**神経新生**が盛んになります。特に海馬は神経新生と深い関わりがある場所で、1日当たり700個の新しい神経細胞が生まれます。実は日々の歩行により神経新生を盛んにすることが可能です。歩行が認知症の予防や改善に深く関与することは脳科学的に解明されています。詳しくは拙書『認知症は歩くだけで良くなる』（山と渓谷社）を参照ください。

認知症の人を見守る

chapter 3

認知症のケアで大切な役割を占めるのが見守りです。
見守りがきちんとできているかどうか、
良質な見守りになっているかどうかは、
ケアの優劣を左右するといっても過言ではありません。

徘徊の見守り

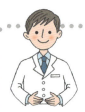

本文44ページでは徘徊のタイプ別対応法を考えました。ここでは、利用者に自由に徘徊してもらうためにナースや介護職がしなければならないことを考えます。介護を名目に、人の自由を縛ってはならないからです。

✚ 「移動という尊厳」を大切にしよう

●人は移動したがる生き物である

人間は、用事や目的がなくても自然の中や街の中を自由に歩き回りたいという本能を持っています。快適だから部屋から出たくないという人もいますが、そんな人にも外出の自由はあります。外出の自由をすべて奪ったうえで部屋から出ることを禁じたら、その人は部屋にいることを快適だと感じるでしょうか。

このことを筆者は**移動という尊厳**と呼んでいます。しかし、人は歳を取ると動けなくなり、自由が制限されがちです。加齢と共に移動距離が短くなり、誰もが自宅の周囲から室内へと、生活圏を矮小化させていきます。そこで、介護が登場するのです。介護とは、加齢や障害のために狭くなった生活圏を広げ、その人の移動の自由を支援するものでなければなりません。

●閉じ込めてはいけない

つまり、「家から連れ出します」といいながら、今度は「デイサービスに閉じ込めます」ではいけないのです。安全性の問題や人手の問題があって難しいでしょうが、施設は常に開かれ、利用者は行きたいところへ行けなければなりません。

徘徊の見守りの前提には、「特定の認知症の人が徘徊をするから、その人をどう見守ればいいか」ではなく、「誰もが自由に移動できる環境をつくるには、どうすればいいか」という発想が求められます。

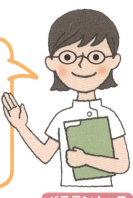

徘徊って、認知症の代表的な周辺症状だから、あってはいけないことじゃないかとお思いでしょうか。いちばんいいのは、楽しいからここに居たいと思ってもらうことよね。しかし、どうしても出て行きたがる利用者さんはいる。そういう人をどうしたらいいか、もう少し考えてみましょうか。

ベテランナース

移動の自由をどう見守ればいいか

●広いスペースを用意する

理想をいえば、利用者が自由に移動できるくらい広いスペースを用意することです。知り合いの住職が行っているあるデイサービスは、お寺の広い境内を自由に移動してもらっていました。ある人は砂遊びをし、ある人はおしゃべりをしながら、自由にお散歩していただいていました。

日光を浴びながら好きなことをして過ごすと、夜はよく眠れます。どこでもできることではありませんが、一つのヒントになるのではないでしょうか。

●徘徊に対する工夫のいろいろ

もう一つは、勝手に歩き回る人にスタッフがついて歩くという方法です。これを行っているある病院では、階段や長い廊下を歩く入院中の高齢者の横に、ナースがピッタリと寄り添っていました。建物が古く、段差があって大変でしたが、それでも歩きたがる認知症の人の姿に、本能のような情熱を感じたものです。

午後のレクリエーションを「お出かけ」にして、グループ分けした利用者をワゴン車で順番に外へ連れ出す宅老所もありました。逆にレクリエーションをなくして個々の利用者から行き先の希望（自宅、お墓参り、観光など）を聞き出し、スタッフがついて日帰り～1泊で順番に個人の旅を実現している特養もありました。

こうした取り組みを行う施設では、徘徊が減っているそうです。徘徊とお出かけの日常化は、イソップ童話にある「北風と太陽」の関係に似ています。

認知症の人を精神科病院に入院させるべきか

日本には、約34万床の精神科病床があります。この病床数は、世界で突出した多さです（世界の精神科病床の20％が日本にあります）。かつて多かった統合失調症の入院は、地域で暮らしたほうが予後のよいことがわかり減っています。その代わりに増えているのが認知症の人の入院です。

精神科病院には、入院日数の長さという問題もあります。日本の精神科入院は平均300日と先進諸国の17倍もあり、認知症の平均入院期間はその3倍の944日にも及ぶのです。精神科病院の必要性は理解できますが、「移動という尊厳」と逆行するケアであることは間違いありません。

安全性の確保

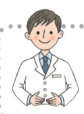

介護の現場では、大切な利用者をお預かりしています。そのため、安全性は最大限に守られなければなりません。かといって、利用者の自由を過度に制限するのも問題です。このバランスをどう取ればいいのでしょうか。

✚ 看介護現場における事故の種類

●入院・入所施設における事故

ケアの最中に起こる事故　介護の世界では「食事、排泄、入浴」を**三大介護**と呼びますが、入院・入所中はこれが繰り返されます。ケアによる事故を防ぐためには、介護技術を高めなければなりません。

夜間の事故　見守りが手薄になる時間帯にどう事故を防ぐか、対策が必要です。

転倒事故　歩行時や移乗時の転倒は、決して少なくありません。睡眠薬など薬が影響している場合もあります。

誤薬・誤嚥事故　救急対応につながりかねない重大な事故です。

行方不明事故　万一起きた場合の探索方法を確認しておく必要があります。

●通所施設における事故

送迎中の事故　送迎車の乗降時はまだ人目がありますが、最悪なのは車両内の置き去り事故です。確認のルールをつくりましょう。

レクリエーション中の事故　デイサービスやデイケアで起こりやすい事故です。

利用者同士の加害事故　顔ぶれが変化するため、トラブルが起こりがちです。相性を考えて対応しましょう。

利用中の急な体調不良　利用開始時のバイタルで不調を発見した場合、利用時間中に様子がおかしくなった場合など、対応法を決めておく必要があります。

●訪問看介護における事故

環境要因による事故　訪問先の環境は、千差万別です。ケアの条件が整っているとは限らない中、利用者のルールに合わせながら仕事をしなければならない難しさがあります。

アセスメント不足による事故　前回の訪問時からどのような変化があったか、気づけないことで起こる事故が少なくありません。変化に気づく方法を共有することが大切です。

能力不足による事故　仲間がいない環境で訪問業務をこなすには、経験が欠かせません。新人をどうフォローするか、研修や申し送りの体制づくりが問われます。

安全のために何もさせないと介護が重度化する

●「事故ゼロ」は間違った考え

ときおり「目指せ！事故をゼロ」といった目標が張り出されている施設を見ますが、これは間違った考えです。事故には「防げる事故」と「防げない事故」があります。**防げる事故**とは、スタッフがやるべきことをしていれば起きない事故で、これは起こしてはなりません。**防げない事故**とは、人が生活している以上、不可抗力で起こってしまう事故です。

防げない事故まで防ごうとすると、「見守りの強化」などとできない目標を立て、「過重労働➡職員の疲弊➡虐待の発生」へと進みかねません。また、「転倒されると困るから、終日ベッドに寝ていてもらおう」など、利用者の生活行為を奪うことになりがちです。

●生活に伴うリスクは認める

安全性の確保で目指すべきなのは、「防げる事故を防ぐこと」です。利用者の生活行為に伴うリスクは、仕方のないこととして認めなければなりません。そのためには利用開始の時点で「生活には危険が伴いますから、防げない事故もあることをご理解ください」と、家族に納得してもらう必要があります。

「歩かせなければ転倒しないし、食べさせなければ誤嚥もしない」といった考えでは、認知症に限らず高齢者ケアはできません。本人ができることまですべてを介助してしまうと、**ADL**（**日常生活動作**：activities of daily living）が落ちて介護が重度化し、本人だけでなく介護者も大変になることを知っておきましょう。

▼ADL（日常生活動作）

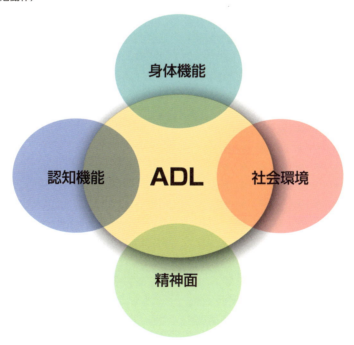

行動の裏を読む

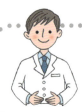
「認知症の人の行動は理解できない」と誰もが思います。特に周辺症状が強く出たら、「この人は病気だから」とあきらめがちです。しかし、一見不可解な行動の裏にも理由があります。どう読めばいいかを学びましょう。

ピック病の人の「常同行動」

●止めようとすると興奮する

前頭側頭型認知症の代表格であるピック病は、とても行動が読みにくい病気として知られています。理性をつかさどる領域である脳の前頭葉が萎縮するため、反社会的行為（万引きなど）が出たり、反射的で短絡的な行為が目立ったりするのが特徴です。

一方、ピック病の人には、律儀なほど時間割的習慣（または行為）をくり返すという特徴があり、これを**常同行動**と呼びます。

例えば、ひざをこすり始めたらいつまでもそれをくり返しますが、無理に止めようとすると興奮し暴力的になるのです。

ピック病の人は暴力的だといわれますが、行動パターンを先取りできれば興奮や暴力は少なくなります。いつもの時間にいつも自分が座るソファーに他人が座っていると怒り出すので、先回りして空けておいてあげるのがケアのコツです。

いちばん大切なのは「イヤがることをしない」こと

理学療法士の三好春樹さんは、介護職を相手に年間200回くらい講演をしています。その三好さんが説く「介護でいちばん大切なこと」は、「お年寄りのイヤがることをしないこと」だそうです。認知症の人は、何が好きで何が嫌いかを言葉で説明してくれませんし、内容も体調や気分に左右されますから、昨日と今日、朝と夜では「イヤがること」は異なります。それを丁寧に「読んでいく」のが介護だというのです。

医療や看護では、患者がイヤがるからといって「じゃあ、注射は止めましょう」では治療になりません。しかし、介護では三好さんのアドバイス取り入れるとうまくいく場合があるので、試してみてください。

「快・不快の原則」を理解しよう

●不可解な行動には理由がある

認知症になっても、すべてがわからなくなるわけではありません。快・不快や好き嫌いはよくわかりますし、むしろ普通の人よりずっと敏感になります。また、周囲の人の心理状態をいち早く察知し、好きな人と嫌いな人とで周辺症状の出方が異なるのも特徴的です。

認知症の人は、本文49ページの不潔行為で述べたように、**快・不快の原則**で行動しています。おいしいもの、好きなものが口に入るとニッコリしますが、そうでなければ食べてくれません。いくら真心を込めてケアをしても受け入れてもらえないとすれば、それは本人の快・不快と合致していないからです。不可解に思える行動が出たら、その裏にある理由を考えてみましょう。

●自分の身に置き換えて考える

認知症になった人は、多くの場合コミュニケーション障害を合併しています。つまり、自分がして欲しいこと、して欲しくないことを言葉で上手に表現できません。「そうじゃない、本当はこうして欲しいんだ！」というイラ立ちが、不可解な行動を生むのです。

また、介護現場の多くは集団生活となりますが、皆に合わせることができず極端にマイペースな人もいます。ついていけない人を叱ってばかりいると、中学生がぐれて不良になってしまうように、認知症の人は周辺症状を悪化させるのです。

認知症の人の気持ちを読むときは、「集団生活に馴染めなかった自分」を想定してみましょう。その場合、決して幼稚園や小学校低学年時代を思い浮かべてはいけません。羞恥心や自我の芽生えた思春期の不可解さを想定するのがポイントです。

不可解な行動がケアのヒントになる

例えば、認知症の人が見当識障害を起こして、若い頃の自分に戻っているとします。80代なのに50代に戻り、50代の息子を死んだご主人と間違えているのです。そういう場合は、無理に訂正する必要はありません。できれば息子が父親の代役になって、会話を楽しむくらいの余裕を持ちましょう。間違った言動があっても、要介護状態になってプロの介護を受けている環境であれば、大きな事故にはならないものです。正しく認識してもらうより楽しい会話をするほうがよほど大切なことなので、頻繁な訂正は避けましょう。度重なる言動の否定は本人を追い詰め、周辺症状を悪化させます。

多くの場合、認知症の人の不可解な行動は、ケアのヒントになります。怒ったり、ソワソワしたり、不機嫌になったりするのは、何か訴えたいことがあるからです。また、過去に戻ったり事実と異なることをいい出したりするのは、その方が現実よりも心地よいからです。

ナースや介護職は、認知症の人の不可解な行動に出会ったら、その場では対応できなくても記録に取りましょう。それをもとにスタッフ間で話し合うことで、ケアを見直すきっかけにします。

「無くなった」「盗まれた」への対応

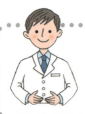

認知症の人は記憶力が弱くなるため、よく何かが「無くなった」と騒ぎます。それだけならいいのですが、「盗まれた」と身近な人を疑います。こんなとき、介護する人はどう対応すればいいのでしょうか。

３つの背景を知ることで対応できる

●身近な人が泥棒にされる３つの背景

物が「無くなった」は、やがて「盗まれた」に変わります。そこに隠された３つの背景を知っておきましょう。

① 認知症のため**近時記憶**が失われ、大切な物をしまった場所がわからなくなります。そこで、最も身近な人が盗んだのだと思い込みます。
② 最も身近な人を犯人に仕立てるのは、自分が人の世話になっていることへの屈辱感、不安、反発があるからです。
③ これは本文46ページでも述べた**物盗られ妄想**に相当します。この妄想が出るのは、周囲が認知症の人の置かれている状況を理解しないまま対応していることと無縁ではありません。

●まずは共感を示そう

大切な物な保管場所を決めて目立つ名札を付けておくてもあります。が、何よりも大切なのは、「無くなった」「盗まれた」という言葉を否定しないことです。例えば、「さっき食べたおやつ」のように明らかに存在しないものであっても否定せず、「一緒に探しましょうね」と共感を示すと安心してもらえます。

しまい忘れた物であれば、一緒に探しながら本人に見つけてもらいましょう。大切なことは、本人の主体性を重く扱い、自信を回復させることです。

●介護を抱え込まないようにする

物盗られ妄想は、在宅介護で年下の家族の世話になっている認知症の人によく出ます。「世話になっている」という負い目が相手を加害者に仕立てる引き金になっているので、介護を抱え込まないようにしなければなりません。人間関係が閉鎖的だと、このような周辺症状が出やすいのです。

在宅介護であれば、デイサービスやデイケアを活用して、介護をオープンにしましょう。施設介護であれば、ユニットケアなどで決まった人に介護が集中していないかをチェックしましょう。負い目を感じている人を見付け出すヒントは、「誰が盗んだといっているか」をよく聞くことです。

この場合の間違った対応

「盗まれた」は勘違いではなく一種の被害妄想ですから、否定しても消えません。特に、名指しされた当人が反論したり、感情的になったりするのは逆効果です。認知症の人が、名指しした人に負い目を感じていることを理解し、心理的負担を軽減する方法を考えなければなりません。本文46ページで述べたように、何かを教わるなどの方法が有効です。

ケアする側が、この問題をいつまでも根に持つのも間違っています。熱心に介護している人を傷つける妄想ではありますが、本人は心の中で「何か違うかな？」と思っているものです。やがて忘れてしまうので、対等な関係をつくって改善させましょう。

最悪なのは、「無くなった」をいわせまいと、あらゆる私物を奪い取ってしまう対応です。そのようなことをすると、物盗られ妄想だけでなくあらゆる周辺症状が激増するので、私物は大切にしなければなりません。

私物をめぐるトラブルについて

「認知症の利用者が他人の物を持っていってトラブルになるから」と、私物の持ち込みを制限する介護施設がありますが、これはよくない対応です。認知症のせいにしていますが、ほとんどは利用者同士の相性による問題なので、職員がしっかり見守っていれば起こりません。もしトラブルが起こったら、職員が調停しましょう。利用者同士のもめごとを嫌っているようでは、介護職として不適格です。

特に認知症の人が入所している場合、私物は見当識（ここがどこで、自分は誰か）を維持するために欠かせません。居室に真っ白な壁と真っ白なシーツに覆われたベッドしかなければ、どこが自分の部屋かもわからなくなるでしょう。認知症の人は周辺症状が出やすくなるばかりか、中核症状まで進行してしまいます。私物は、落ち着いてもらうためにも、見当識を保ってもらうためにも欠かせない、とても大切な介護用品なのです。

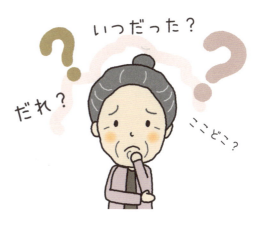

手の届かない場所の使い方

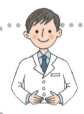

「認知症の人の居室には十分な私物が必要だ」とはいっても、物が多くなるとスタッフの眼が届かなくなり、困ったことになる場合があります。例えば、収集癖がある利用者や異食をする利用者の場合などです。

✚ 収集癖のある利用者の場合

●集めたものを隠してしまう

認知症の人の中には、いろいろな物を集めて溜め込む人がいます。使い終わった包装紙やトイレ用品、散歩で拾ってきた落ち葉や石ころなど、誰が見ても役に立たない物を集めては大切にしまい込むのです。それらが介護者の眼に入る場所にあるうちはいいのですが、居室の見えない所に隠すこともあります。ときには手の届かないような所へ隠すこともあるので、居室の清掃時には隅々まで確認しなければなりません。

見えない所に隠されて困るのは、腐ってしまう食べ物や、火事の原因になりかねない品々です。隠す癖があると分かった利用者の居室は、安全面を考慮して、手の届かない場所までチェックしましょう。

●排泄の失敗を隠そうとする

認知症の人は、排泄を失敗すると汚れた下着を隠したがります。多くはタンスの中などわかりやすい場所ですが、たまに手の届かない場所にしまい込むこともあるので注意が必要です。たまのお漏らしは仕方のないことなので、隠さずに出してもらうにはどうすればいいでしょうか

お漏らしをすると、誰もがショックを受けます。そこで失敗を隠そうと汚れた下着をしまい込むのですが、発見しても叱ってはいけません。「お洗濯しますから、大丈夫ですよ」と負担を感じさせないような援助ができないと、認知症の周辺症状が悪化します。タンスの中に隠したことを叱ると「私じゃない。誰かがやったんだ」と否定し始め、やがて手の届かない場所へ隠すようになるのです。

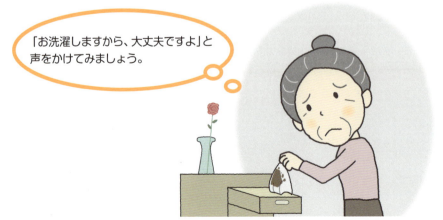

「お洗濯しますから、大丈夫ですよ」と声をかけてみましょう。

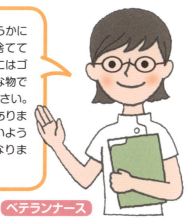

収集癖がある利用者さんの場合、明らかにゴミのような物はお掃除のときに捨ててもいいとお思いでしょうか。私たちにはゴミに見えても、本人にとっては大切な物であることに理解を示してあげてください。その上で、不潔な物は捨てる必要があります。利用者さんの外出中、わからないように少しずつ片づけるとトラブルになりません。

ベテランナース

異食をする利用者の場合

●介護の達人たちはどう考えているか

　異食を完全に阻止するのは、とても困難であるといわなければなりません。なぜなら、日常的に異食をする認知症の人は、普通では考えられないようなものまで食べるからです。

　『特養ホーム諏訪の苑の新しい介護』（円窓社、小松丈祐著）という本の中で、鳥海房枝さんはこのような意味のことを語っています。

　「あるユニット型個室の特養に行ったら、居室やリビングに何も置いてありませんでした。理由を聞いたら、異食をする利用者がいるからという返事でした。異食をする人は、それで何かを伝えようとしているわけですから、隠すと本人の欲求が見えなくなります。食べると死ぬような物、例えば胃壁を溶かすボタン型乾電池とか、飲んだら胃洗浄しなければならない洗剤や消毒液は手の届かない場所にしまっておかなければなりませんが、それ以外の物まで隠すのは、切迫した訴えに耳を貸さないことになるのでお勧めできません」

　また、同じ本で三好春樹さんはこう語っています。

　「三角コーナーの茶殻がいつもきれいになっていて、ある利用者が食べていたことがありました。腐りかけた牛乳を下げておいたらきれいになくなったとか、ハンドクリームの徳用ビンをなめられたとか、枯れ木の葉っぱが全部食べられたとか、驚くような例はたくさんあります。下痢をするかと思ったら、便秘がおさまっていい効果になったりします。それをなぜ大騒ぎするのかというと、あっちゃいけないことに対して、自分の常識を守りたい防衛反応が働くからです。そういう人は、インドへ行くといいと思います」

　参考になったでしょうか。

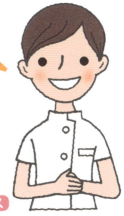

よく使う洗剤や消毒液などは、どうしても手の届く所に置いておきたいのですが、異食がある利用者さんがいるユニットやフロアでは、鍵のかかる収納庫の中か、手の届かない場所に置いたほうがいいですね。

先輩ナース

身体の不調を見逃さない

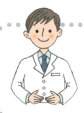

認知症の人の周辺症状は、「身体的不調を訴える非言語的表現」である場合が少なくありません。口で上手に言えないぶん、行動で訴えているのです。介護職はそのことに気づいて、しっかり対応する必要があります。

トム・キットウッドの公式

●認知症は5つの要因の相互作用

「パーソン・センタード・ケア」を提唱したイギリスのトム・キットウッド（故人）は、認知症は次の5つの要因の相互作用で発症するといいました。

①性格傾向（器質・能力・対応力）
②生活歴
③健康状態・感覚機能
④神経障害（アルツハイマー病など）
⑤その人を取り囲む社会心理（人間関係）

▼パーソン・センタード・ケア

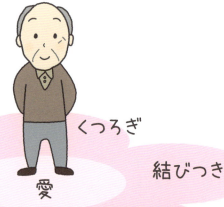

この中で、①②はすでに出来上がっているものなので、変えようがありません。④は医療の分野、⑤に介入するには時間がかかります。したがって、いますぐケアでどうにかできるのは、③だけです。つまり、③（特に健康状態の維持）が、ナースや介護職のアプローチ対象ということになります。

身体の不調の見分け方と対処

落ち着かない　➡便秘を疑う
元気がない　　➡脱水を疑う
徘徊する　　　➡発熱を疑う
様子がおかしい➡慢性疾患の悪化を疑う
興奮している　➡季節の変わり目の影響を疑う
足元がふらつく➡薬の副作用を疑う

このように見ていくと、認知症の人の周辺症状は、かなり多くが生活の中にある原因から発生していることがわかります。

●便秘

認知症の人が不穏になる原因の第1位は便秘です。便意があってもそれを便意だと理解できないか、トイレに行きたいと訴えられない認知症の人は、落ち着かずソワソワしたり、様々な周辺症状を起こしたりします。認知症の人の便秘は直腸性の便秘で、直腸に便が入ってもトイレに行けない生活が続いた結果発生します。本文70ページで紹介する「排泄最優先の原則」で対応し、定期的にトイレへ誘導しなければなりません。

●脱水

便秘は、脱水によって引き起こされます。要介護者の場合、脱水は命の危険もあるので注意が必要です。脱水になると尿量も減ります。また、元気がなくなる、食欲がなくなる、吐き気を催す、口内や皮膚が乾燥する、微熱が出るなどの症状が見られます。対処法はもちろん、水分の補給です。いちばん早く確実なのは経口補水液を飲ませることで、それができれば点滴をして手足を縛る必要はありません。

●発熱

かなり高齢になると、微熱と思われている37・5度くらいでも十分な発熱と考えた方がいいでしょう。夏なら脱水症や熱中症、冬ならインフルエンザが疑われます。認知症の人は、自わから発熱に気づいたり訴えたりしてくれません。徘徊を見て「認知症の周辺症状だから、どうせ理由なく歩き回っているのだろう」と思うのではなく、「もしかしたら熱が出ているのではないか」と気づくのがナースや介護職の役割です。

●慢性疾患の悪化

慢性疾患の管理は難しく、ナースや介護職が気づいたときには悪化していることが少なくありません。認知症の人は教えてくれませんから、そこに気づくのは変化を見抜ける周囲の眼だけです。つまり、いつもその人の様子を見ていて「普通はこうなのに、今日は違う」と言える必要があります。

●季節の変わり目

例えば、春になって急に暖かくなると、夜眠れなくなる認知症の人がいます。季節の変わり目は体も外気に合わせて変化するのですが、体内の調整がうまくいかず、興奮状態に陥るのです。原因が季節の変化であると確認できれば、周辺症状が出ても慌てる必要はありません。ただ、穏やかに見守りましょう。

●薬の副作用

薬には、作用だけでなく副作用があります。特に睡眠薬や精神安定剤は日中も残りやすく、ふらついたり転倒したりする最大の原因です。万一骨折すると入院、手術となり、認知症の人は致命的な打撃を受けかねません。徘徊している人の足元がフラフラしていたら、真っ先に薬の副作用を疑いましょう。

食事と入浴のケア

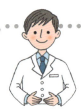

認知症のケアでいちばん大切なことは何かというと、食事、入浴、排泄の3つをしっかり行うことです。「そんな、当たり前な」と思うかもしれませんが、ここがきちんとできていないと周辺症状が悪化します。

➕ 三大介護とは

● 食事、入浴、排泄の大切さ

認知症は精神の病気だと思っていると介護職は無力感に捕らわれがちですが、認知症の人は精神と体が敏感に影響し合っています。そのため、周辺症状を改善させるには、身体的なケアが有効なのです。

介護の世界では、食事、入浴、排泄を**三大ケア**と呼びます。それは、この3つが生活の基本だからです。介護とは「加齢や障害によってこれまでどおり暮らせなくなった人に、これまでどおりの生活をしてもらうこと」ですから、三大ケアが特に重要になってきます。

● 介護をより基本的に

要介護状態になると、これまでどおりの生活を諦めさせられる場合があります。これまでどおりの生活とは、口から食べ、普通のお風呂に入り、トイレで排泄することです。しかし、これを断念させられて、「食事は経管栄養」「入浴は機械浴」「排泄はオムツ」という介護現場が少なくありません。

まだ若く、頭がしっかりした人なら「元気になるまでの我慢」としてこれを受け入れることができるかもしれませんが、認知症の人は理解できないので混乱します。特別な方法ではなく、これまでどおりの方法で三大介護を行わないと、認知症は悪化するばかりです。

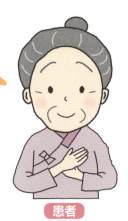

何はともあれ、最期まで口から好きな物を食べて自分で排泄したいわ。

患者

食事のケア

●「口から食べる」を支援する

●こんな食事ケアは避けたい

「認知症の人は味がわからないのだから」と食事に手を抜いてはいけません。まして、食後の服薬の手間を省くために、食事に薬を入れるなどもってのほかです。味覚は皮膚感覚と同時に最期まで残るので、認知症の人こそおいしいものを食べてもらいましょう。故郷を離れた人に郷土料理を提供できれば、周辺症状の改善にも有効です。

また、口から食べることを早々に諦め、安易に経管栄養や胃瘻(いろう)に頼ってはいけません。食事はたんなる栄養補給ではなく、食べる楽しみがあるから元気でいられるのです。

●こんな食事ケアを目指したい

食事はできるだけ自分の手で食べてもらいましょう。そのためには、正しい姿勢で食卓のテーブルに向かい、椅子に座ってもらう必要があります。車イスは移動の道具なので、食事中は食堂の椅子に移乗させましょう。

自立した食事ができない人には、介護者が手を添えましょう。自助具を使う方法も有効です。どうしても自分の手で食べ物を口に運べない人には、食事介助を行う必要があります。が、その前に**手づかみ食べ**を試すのも一つの方法です。

入浴のケア

●「これまでどおりの風呂」に入る

●こんな入浴ケアは避けたい

施設では、プールのような広い浴場に入れるか、機械を使った特殊浴槽に入れる方法が流行しました(いまでもまだ使われています)。プールのような浴場が流行したのは、バリアフリーを誤解したからです。段差がないのがバリアフリーだと考えた結果、浴槽を埋め込み式にしたため、「床にしゃがむ」「床から立ち上がる」という難しい動作ができない利用者は、入浴困難とされて機械浴へ回されました。

ストレッチャー式などの機械浴へ入れられると、利用者は「こんな風呂にしか入れない体になったのか」と思うのです。その結果、生きる意欲を失う利用者がたくさん出ました。

●こんな入浴ケアを目指したい

ところが、そんな利用者がたまに帰宅すると、これまでの家庭浴に入れたのです。つまり、一般の家庭にあるような和式で半埋め込み式の個浴が、いちばん入りやすいということが知られてきました。半埋め込み式の浴槽に同じ高さの洗い台を置き、そこに座ってもらって浴槽への出入りを介助すれば、1対1での入浴介助ができるのです。

いちばん入りやすくいちばん落ち着く「個浴(こよく)」は、認知症ケアの切り札になります。

排泄のケア

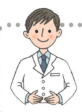

排泄ケアとは、トイレに連れて行くことです。オムツ交換は排泄ケアではなく、後始末に過ぎません。「排泄ケアに力を入れています」といいながら、下剤、浣腸、摘便(てきべん)に頼っている介護現場にも問題があります。

✚ 排泄最優先の原則

●トイレへの誘導は優先して行う

利用者が尿意や便意を訴えたら、どんな仕事をしていても手を止め、トイレに誘導するのが排泄最優先の原則です。「これが済んだら連れて行きますから」と後回しにしてはいけません。

認知症でトイレの訴えがない場合、ソワソワして落ち着きがなくなりますからそれを見つけ、スムーズな誘導を心がけましょう。尿道括約筋(かつやくきん)が緩んでお漏らしをする場合は、失禁パンツや尿取りパッドの使用を試みてください。

▼トイレに誘導するのが排泄最優先の原則

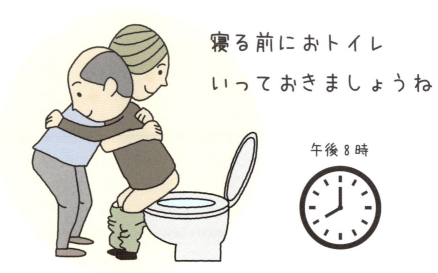

排泄のケア

●安易にオムツにはしない

●こんな排泄ケアは避けたい

最悪なのは、お漏らし多いからといって、安易にオムツにすることです。オムツを当てられると不快でたまりません。「まさか」と思う人は、一度オムツを当ててみれば、どれほど不快かわかります。ついでにそのままベッドの上で排尿や排便をしてみてください。とてもできるものではないでしょう。

オムツへの排泄を強いられると、人はこの不快感から逃れるために「何もかもわからなくなる」道を選びます。オムツの使用が、人を認知症に追い込むこともあるのです。

●こんな排泄ケアを目指したい

トイレの場所がわからず、所構わず排泄する人がいたとしても、叱ったり責めたりしてはいけません。トイレの位置をわかりやすくするために大きく「お便所」と書いたり、廊下の照明を明るくしたりするなどの工夫をしましょう。昼間はよくても夜間に失敗する人は、居室にポータブルトイレを置くのも有効です。

朝食後は必ず便器に座ってふんばってもらい、その後は利用者の尿意や便意を察知してトイレへの誘導を繰り返しましょう。根気よく続けることが大切です。

---

column

おしっこの管の8割は不要！？

認知症と頻尿が合併することは稀ではありません。特にパーキンソン病/レビー小体型認知症や進行性核上性麻痺などのパーキンソン関連疾患では高頻度に頻尿を合併します。1日20数回にトイレに通うのが辛いと訴え、入院をすると管理上の理由からおしっこの管を入れることは稀ではありません。急性期病院から管を付けたまま次の病院や施設に移る人は稀ではありません。筆者は在宅医ですが、自宅におしっこの管を付けたまま帰ってくる人は少なくありません。

このように、前の医療機関がおしっこの管を入れたから、という理由だけでまるで伝言ゲームのように漫然とおしっこの管を付けたままの認知症の人をよく見かけます。そんな中、ある有名な泌尿器科医が「おしっこの管の8割は不要」と発信されています。その医師は、おしっこの管を見たら、片っ端から管を抜くそうです。もし管を抜いて不都合ならまた入れればいい、という考え方です。認知症の人へのおしっこの管には、二通りあります。「不要な管と必要な管」です。それを見極めるのがナースだと思っています。少なくとも、おしっこの管の判断はナースのほうが格段上のはずです。

column 終末期の脱水は友

　認知症も人生の最終段階に近づくと「省エネモード」になります。食べ物も、そして水分も必要としなくなるのです。そして1000人以上の在宅看取りを経験して痛感したのは、「自然経過に任せると、患者さんの苦痛が少ない」ということです。自然な脱水があるからこそ、心不全や肺浮腫になりません。つまり痰や咳や呼吸困難に陥りにくくなります。筆者はこれを「終末期の脱水は友」として市民や医療・介護スタッフに啓発してきました。

　認知症だけでなく、がんの終末期においても脱水はとてもよいことです。老衰した身体にとっては、ほんの少量のカロリーと水分しか必要ないのでしょう。過剰に水分を取ると、心臓や肺が追いつきません。脱水があることで苦痛が少なく長生きするという科学論文もたくさん出ています。しかし、いまだに過剰な輸液を行っている医療機関があります。本書を読まれるナースは、ぜひ「終末期の脱水は友」の意味を知っておいてください。

column 多剤投薬が原因になっていないか？

　後期高齢者への6種類以上のお薬の処方、つまり多剤投与には何一ついいことはありません。多剤投薬が原因となっている認知症が相当あるといわれています。すでに6種類以上の多剤投与を受けている高齢者はまずはお薬を減らすことよりも今後、増えないことを心がけたほうが現実的でしょう。多剤投与に至る背景とは、要介護状態になった後でも持続する専門医志向です。認知機能が低下し、要介護状態になるといくつもの医療機関を受診した結果、合計すると10〜20種類もの薬になりがちです。

　一方、日本老年医学会は「高齢者への投与が望ましくない薬剤」を公表しています。つまり多剤投薬もよくないし、たとえ単剤でも高齢者に相応しくない薬もよくない。そこでナースのお仕事とは、認知症の人を見たときに「もしかしたらお薬が原因かも？」と見抜くことだと思います。多剤投薬の見守りは、認知症高齢者の尊厳を守る第一歩なのです。

認知症の人の健康管理

認知症の人は、体の不調を訴えるのが苦手です。
そのため、異変に気付いたときは重症化していることがあります。
ナースや介護職は連携しながら利用者の変化を読み取り、
認知症の人の健康状管理を行わなければなりません。

既往症

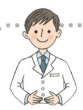
利用者がかつて何かの病気になって治療を受けたことがあるのなら、ケアチームはそのことを知っておかなければなりません。慢性疾患で加療中の人はその病気を意識してもらえますが、昔の病気は忘れられがちです。

既往症とは何か

●過去に治療した病気やケガを既往症と呼ぶ

今は治った病気やケガのうち、きちんと医師の診断を受けて治療したものが**既往症**です。既往歴と呼ぶこともありますが、これは現病歴と差別化するための用語で、寛解したものの現在も検査や治療のために定期的に医療機関に通っているものは現病歴に分類されます。既往症を申告する場合、風邪など後遺症を残さず治癒した小さな病気は含みません。

既往症への対応

●バイタルチェックの際の注意

通所施設や入所施設では、毎朝バイタルを測ります。その際、既往症があってそれが数値で確認できる疾患であれば、記録用紙にその欄も設け、チェックを入れる方法があります。どの疾患がバイタル系の確認に適しているかは、医師に相談してみましょう。

●入浴や脱衣の際の注意

脳血管障害の後遺症で片マヒがある場合など、体に既往症の影響が出ているのであれば、目視で変化を確認することができます。「入浴中や脱衣中に目視する」など観察の方法を決め、入浴の記録用紙にチェック項目を加えるのも一つの方法です。「拘縮した筋をのばしてみる」といった接触確認は、理学療法士などの専門職にまかせましょう。

●ケース会議などでの確認

利用者ごとのケース会議を行う場合、現病の状況はよく確認されますが、既往の状況は見逃されがちです。「この人にはこんな既往症があるのだ」ということをケアに関わる全員が理解し、時折「再発していないだろうか」と確認する必要があります。

「最近、様子がおかしい」という場合は、薬の影響、感染症の疑い、持病の急性増悪などと一緒に、既往症がぶり返したのではないかという視点もチェックしましょう。

既往症の管理には、介護記録が役に立つ

●フェイスシートの活用法

　介護施設であれば、初回面接時からアセスメント（課題評価）を行い、利用者の情報を**フェイスシート**に記入します。そこには既往歴を書く欄がありますから、必ず記入しておくことが必要です。

　ナースや介護職は日常的にフェイスシートに目を通し、利用者の既往症を頭に入れて万一の場合に備えましょう。

▼フェイスシート

フェイスシート	作成年月日　　年　月　日
氏名	（男・女）
生年月日	年　　月　　日　　歳
住所	〒 連絡先　TEL（　　　　）
介護保険	被保険者番号 有効期間　　年　月　日　～　　年　月　日 要介護度　支援1・2　介護1・2・3・4・5
医療保険	被保険者番号 有効期間　　年　月　日　～　　年　月　日
公費負担医療	公費負担者番号 公費受給者番号 有効期間　　年　月　日　～　　年　月　日
障害者手帳	身体（　　　）　精神（　　　）　知的（　　　）
緊急連絡先	氏名　　　　続柄　　　　連絡先 氏名　　　　続柄　　　　連絡先 医療機関　　　科　主治医　　　連絡先 医療機関　　　科　主治医　　　連絡先 ケアマネージャー／ケースワーカー
家族構成	
既往歴	／服薬
健康状態	
介護状況	
備考	

　ここには必ず記入しましょう。

4　認知症の人の健康管理

検査データ

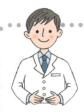
健康であるかどうかを調べるために、私たちは健康診断を受けます。要介護の人も認知症の人も、検査で健康かどうかを調べるのは同じです。ナースや介護職は、検査データの使い方を知っておきましょう。

 ## 検査データとは何か

●検体検査と生体検査

検査には、大別して検体検査と生体検査があります。

検体検査 被験者の血液、尿、便、組織を採取し、分析機器を用いて酵素、ホルモン、抗体、血球数などを測定する検査です。

生体検査 被験者自身を対象として行われる、心電図、脳波検査、超音波検査、呼吸検査、筋電図などを指します。

▼検体検査と生体検査

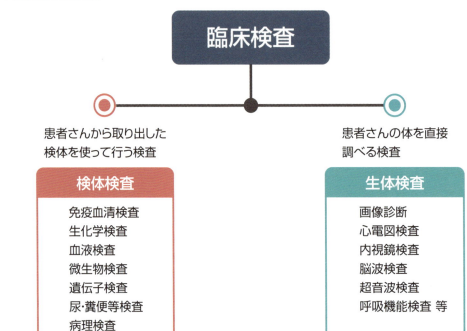

検査の基準値とは

●基準範囲の決め方

検査結果は、それぞれの項目の基準範囲と共に示されます。基準範囲は、例えばアルブミン（栄養状態を評価する検査）であれば3.8～5.3というように幅があり、正常な範囲の目安となるものです。

基準範囲は、正常な成人を検査して得られた数値の95%（上限2.5%と下限2.5%を切り捨てたもの）を示しています。つまり、正常な成人の95%が含まれる上限値と下限値の範囲の幅であり、この値を外れると即疾患というわけではありません。また、測定した検査施設によって若干の変動があります。

高齢者における特殊性

●基準範囲がつくりにくい

基準範囲をつくるには、様々な条件を定めて健康な人を選び出した基準個体群を用意します。続いて、この群の検査値から上下2.5%ずつを切り捨てた検査値の範囲を設定します。しかし、高齢者の場合、基準個体群がなかなか用意できません。そのため、高齢者だけに向けた基準範囲というものは、ほとんど存在していないのです。

理想をいえば、65歳の基準範囲、75歳の基準範囲、85歳の基準範囲といったデータがあるべきでしょう。それがないため、高齢者も成人一般の基準範囲に基づいて健康であるかどうかを判断することになります。その結果、検査項目によっては高齢者特有のズレが生じます。これが加齢変動です。

> 基準範囲は、あくまでも目安です。数値だけを見て一喜一憂するのではなく、総合的な視点から治療の是非を判断しなければなりません。

検査値の加齢変動

●上昇しがちなもの

尿素窒素（基準範囲：8～23mg／dl）と**クレアチニン**（基準範囲：0.6～1.2mg／dl）
　これらは、腎機能の指標で、腎機能が低下し腎不全になると数値が上がります。

乳酸脱水素酵素（基準範囲：275～512IU）
　LDHと略称されますが、これは心臓や肝臓の各種疾患、貧血や炎症などで数値が上がります。これらの数値は、一般的な傾向として加齢と共に上昇します。特にLDHの上昇は、女性の場合顕著です。

●低下しがちなもの

加齢によって低下しがちな検査データには、赤血球数、ヘモグロビン濃度、血小板数、総コレステロール値などがあります。

食事、水分摂取

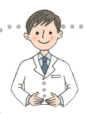

認知症が進行すると、心配なのは**低栄養**と**脱水**です。しっかり食べていればどちらも心配ありませんが、食が細くなり水分を摂らなくなると、やがて危険な状態に陥ります。どう対応すればいいでしょうか。

栄養状態のチェック

●血清アルブミン値を調べる

低栄養かどうかの判断には、**血清アルブミン**という血液中のたんぱく質を調べます。体重の減少を参考にしてもいいでしょうが、それよりも血液検査の方が正確です。

血液検査をして血清アルブミン値が3.5g／dl未満になると、**低栄養**と判断します。栄養士や口腔機能の専門家と連携し、低栄養改善を目的とした食事介入を行いましょう。

低栄養と判断された人には、とりあえずたんぱく質を摂ってもらわなければなりません。口から食べてもらえるのなら、卵や乳製品、肉や魚を食べやすくしたメニューを加えるのがいちばんです。

▼体に現れる栄養不足の目安

部位	皮膚	髪の毛	目	歯肉	口唇	舌
症状	シワ、乾燥 点状出血 色素低下 ツヤ低下 （不足栄養素の各番号へ →① →② →③ →④）	ツヤ低下、乾燥	結膜・眼球乾燥 ビトッツスポット（目の白い部分に白や淡黄色の点）	出血、炎症	口角炎（口の両端のヒビ割れ）	舌炎（赤ただれ）
不足栄養素	①水分、ビタミンC ②ビタミンC ③たんぱく質、カロリー ④ビタミンA（緑黄色野菜など）、ビタミンE	たんぱく質	ビタミンA	ビタミンC	ビタミンB₂（レバー、卵など）	ナイアシン（まぐろ、かつおなど）

出典：完全図解　新しい介護　全面改訂版（介護ライブラリー）、講談社

栄養と水分を補給するには

以下のような**栄養補助食品**を取り入れる方法もあります。

●たんぱく質を補給する方法

胃瘻(いろう)にも使われる経腸栄養剤のエンシュアリキッドは、たんぱく質、脂質、糖質などをバランスよく含んだ濃厚流動食です。医師から「低栄養」という診断が出れば、医療保険が使えます。そのままでは飲みにくい場合、料理に混ぜたりアイスクリームにしたりするといいでしょう。

●水分を補給する方法

嚥下(えんげ)障害がある人にとって、水は最も誤嚥しやすいので、とろみをつける必要があります。それが味気ないなら、夏場はかき氷を試してみるといいでしょう。飲むより食べる方が安全なのであれば、市販のアイソトニックゼリーが手軽で便利です。

●ビタミン・ミネラルを補給する方法

エンシュアリキッドにもビタミンやミネラルは含まれていますが、ジュース感覚で飲みやすい栄養補助飲料が各種販売されています。風邪をひいたときや褥瘡(じょくそう)の予防にも役立ちます。

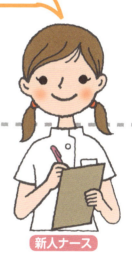

水にはとろみをつけるなどの配慮も必要ね。

新人ナース

---

column

低栄養と脱水の予防には鍋料理

　低栄養と脱水の両方に効果的なのが、鍋を囲むことです。鍋料理には多くの具材を入れられるので栄養のバランスがよく、お汁を飲んだりおじやにしたりすれば、たっぷり水分やカロリーを摂取できます。「お年寄りに食欲がなければ、出前、外食、パーティーを試せ」と三好春樹さんがいっていますが、数人で鍋を囲めばパーティーに該当するでしょう。1人では食べない認知症の人も、意外なくらいお代わりをしてくれます。

　秋から冬は、週に数回鍋料理が出てもいいくらいです。夏でも冷房の効いた食堂であれば、十分鍋料理は食べられます。煮込み過ぎないように気をつけて、十分なお汁と一緒にいただきましょう。

顔色、皮膚

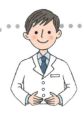

認知症の人の健康管理を行うには、外見の観察が欠かせません。「いかがですか?」と声掛けをすることも大切ですが、その際も注意深く「不調の兆候はないか」探りましょう。特に、顔色と皮膚の目視は大切です。

観察のタイミング

●入浴のとき

入浴中は、日頃観察できない部分に異常がないかチェックする大切な機会です。全身の皮膚の状態はどうか、手足の指や爪が変形・変色していないか、頭部・頭髪・首筋に異常はないか、よく確認しましょう。顔色は、上気するため良く見えがちなので、いつもは服や靴下で隠れている皮膚を見てください。

●口腔ケアのとき

口腔ケアの目的は多彩です。口の中の清潔維持はもちろん、嚥下障害の克服(肺炎の予防)や発語の明瞭化のためにも行われます。洗面台には鏡があるので、顔色の確認も併せて行いましょう。正面から見た顔、横顔、鏡に映った顔など、様々な角度から観察してください。

●整容のとき

毎朝の整容もまた、顔色や皮膚を観察するチャンスです。洗顔や顔拭きの自立度を確かめながら表情や手の動きを見ていると、「今日の調子」を知ることができます。髪のとかし方、(女性であれば)お化粧の仕方、更衣まで、一連の流れを観察してください。

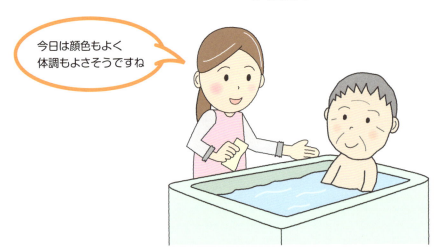

今日は顔色もよく体調もよさそうですね

皮膚のトラブルとスキンケア

老化に伴う皮膚のトラブルは、数限りなくあります。ここでは、代表的なものを見ていきましょう。

●湿疹（老人性乾皮症、老人性皮膚掻痒症）

湿疹とは、皮膚の表面に腫れ、赤斑、紫斑、水膨れ、膿、かさぶたなどを生じる症状の総称です。皮膚科を受診する若い人の場合、かぶれやアトピー性皮膚炎などが少なくありませんが、高齢になると皮脂の欠乏による皮膚炎が急増します。皮膚がカサカサになる老人性乾皮症、皮膚が痒くなる**老人性皮膚掻痒症**などがその代表格です。

これらを避けるためには、日頃から皮膚が乾燥しないように、保湿剤による細目なお手入れが欠かせません。

●白癬

白癬菌というカビ（真菌）が皮膚に寄生すると、様々な感染症が起こります。頭皮に感染すると**しらくも**、体に感染すると**たむし**、陰部に感染すると**いんきん**、足に感染すると**水虫**、爪に感染すると**爪水虫**と呼びます。皮膚科の受診が必要です。

●疥癬

ダニの一種であるヒゼンダニが皮膚に寄生して起こります。伝染病であるため、感染者の衣類やシーツは熱湯消毒し、お風呂は最後に入ってもらうなど感染防止に努めなければなりません。症状は、脇の下や陰部など柔らかい部分に赤いブツブツができて、激しいかゆみに襲われるのが特徴です。受診して、疥癬用の軟膏を塗布する必要があります。

●帯状疱疹

体の片側に神経痛のような痛みが走り、帯を巻いたように発赤と水泡状の発疹ができる皮膚疾患です。水痘ウイルスによる感染症とされ、リンパ節の腫れや発熱を伴います。

●オムツかぶれ

オムツかぶれは、オムツが肌に長時間密着して、蒸れたりこすれたりすることによってできます。また、尿や便が付着したまま放置された不衛生な環境でも発生します。

予防法として最善なのは、オムツ外しです。それができない場合、定時交換ではなく、オムツ内への排尿や排便を確認したらすぐに随時交換を行いましょう。交換の際のおしり拭きは、そっと行わないと皮膚を荒らすので注意が必要です。

できてしまったオムツかぶれは軟膏や保湿剤の塗布を行い、局部の乾燥を心がけます。

●褥瘡

床ずれとも呼びます。体の一部が布団などに圧迫されることによって血液の流れが阻害され、皮膚が壊死した状態です。褥瘡を防ぐには、寝たきりを防がなければなりません。また、長時間同じ体位でいないよう、こまめに体位を変える必要があります。栄養状態が悪いと褥瘡が出やすいので、低栄養を防ぐことと清潔を保つことも大切です。

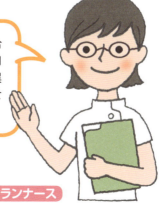

顔色は、嘔吐時や発熱時など、異常の具合を確認するために見るのも大切ですが、日頃の顔色や皮膚の様子がわからないと、異常時にどれだけ変化したかがわかりません。毎日の観察が大事です。

ベテランナース

▼皮膚のスキンケア

洗浄清潔：皮膚から刺激物、異物、感染を取り除くこと

保湿：角質層の水分を保持する または皮膚の浸軟を取り除くこと

保護：刺激物、異物、感染源を皮膚から遮断、および光熱刺激や物理的刺激を低減すること

column
旅行療法の不思議

　たくさんある認知症ケアのなかでも筆者のお勧めは、小旅行です。認知症になったらもう旅行などできない、と諦めている人が大半ですが、筆者にいわせれば「認知症になったからこそ旅行に！」です。団体旅行が難しそうなら家族旅行でも結構です。

　ナースやヘルパーさんを自費で雇って毎月、温泉旅行を繰り返しているご夫婦は予想以上の効果があります。温泉で体を温める、美味しいものを食べる、カラオケを歌うなどの刺激は、認知症の進行を確実に遅らせます。もし泊りが不安なら日帰り旅行でもかまいません。筆者は要介護5の認知症の人を集めた国内旅行だけでなく、海外旅行（台湾）にも同行しています。

　みなさん旅行で認知症は良くなります。食欲が回復して笑顔が戻ります。旅行先にはなにかトラブルがあるかもしれません。しかし、毎回必ずナースもボランティアで参加してくれるので本人も家族も、そして筆者もとっても安心です。筆者は勝手に「旅行療法」と名づけていますが、本当に不思議な効果があります。

服薬の情報

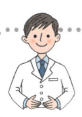

服薬管理は、日々の健康管理の中でも気の抜けない部分です。特に認知症の人の場合、誤用や飲み忘れがないように注意しなければなりません。基本的にはナースの仕事ですが、介護職との連携も問われます。

服薬管理と情報の共有

●ナースの服薬管理

実際に服薬させるだけでなく、薬が適正に服用されているか指導・管理するのがナースの務めです。まずは当人に処方された薬であることを確認し、間違いがなければ、決められた時間に決められた量を服用してもらいます。また、薬の効き過ぎや有害事象が出ないかを確認し、異常があれば医療的処置を行うと同時に医師へ連絡します。

●介護職の服薬管理

配薬や水の用意などナースの服薬業務を手伝い、誤嚥や飲み残しがないよう利用者のお世話をします。介護職はその後も利用者の傍にいることが多いので、服薬した後、容態が急変した人がいればすぐにナースに伝えましょう。また、急に具合が悪くなった利用者がいた場合、最近飲み始めた薬の影響ではないか、介護記録などに当たって調べる習慣を身に付けるのが理想的です。

▼誤嚥

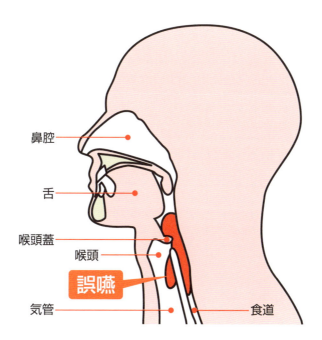

● **ナースと介護職の情報共有**

新規の利用者または退院直後の利用者は、朝夕の申し送りで服薬情報を共有しましょう。安定剤、睡眠薬、睡眠導入剤を服用している利用者は、足元がふらついて転倒する危険があるので、全員による情報共有が必要です。

そのほか、観察を要する薬を使っている利用者については、ナースから介護職へ必要な情報提供を行ってください。認知症の人が認知症の薬を飲んでいると、易怒(いど)(病的な怒りっぽさ)が出ることがあるので、その場合も同じです。

看護職ではなく、介護職が薬を飲ませるケースについては、一包化された内服薬の内服は医療行為ではないので、介護職が飲ませてもかまいません。

先輩ナース

column
多剤投薬の解消はナースが率先！

認知症の本質は「不安」なので、どうしても多重受診や多剤投与になりがちです。数か所の医療機関にかかった結果、20種類もの多剤投薬になっている人をみかけます。厚労省は7剤以上への多剤投薬にはペナルテイを課しています。また、増加する独居の認知症であれば誰がどうやって服薬管理をするのかは難問です。家族が同伴していれば説明できますが認知症本人だけであれば、一生懸命に説明してもその場で忘れてしまいます。かつては独居高齢者や認知症は珍しいものでした。しかしいまや「独居の認知症」が標準になろうとしています。そんな中、認知症高齢者への多剤投薬の解消が急務ですが誰が主導するかです。筆者は患者さんにいちばん近いナースこそが多剤投薬の解消の切り札だと思います。「この薬は不要かも」と思ったら勇気を出して主治医に申し出てください。

認知症の人の
感情、行動、心理

認知症のケアは、その人の気持ちを汲まなければできません。
そうでないと、相手を「物」のように扱うことになります。
では、言葉で自分の気持ちを伝えられない人は
どうすればいいのでしょうか。
この章では、認知症の人の気持ちを推察する方法を学びます。

怒り、暴力

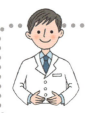

言葉での説明がないまま怒りをぶつけられると、誰でも戸惑います。その人に認知症があると、原因の推測も困難です。どのような心理から怒りや暴力が生まれるのか、いくつかのパターンを考えてみましょう。

怒りの原因を考える

●何かが気に入らない場合

四六時中怒り続けているとすれば、ピック病など脳の病変によって自制心が失われている可能性がありますが、日に何度か怒り出すくらいなら、何か気に入らないことがあるのです。「特定の人に対してなのか」「特定の時間帯なのか」「特定のことをしているときなのか」などの傾向を探る必要があります。

時間がかかってもデータを集め、ケース会議の席などで意見を出し合いながら分析するのが有効です。会議の前には、利用者の家族から「何が嫌いなのか」「家での様子はどうなのか」を聞いておきましょう。

●不自由なことがある場合

例えば言葉や体が不自由な人は、常にもどかしさを感じています。そのためすぐに怒りを爆発させがちですが、原因が分かれば不自由な部分を手厚くケアすることで満足してもらうこともできます。

体の不自由さは外見でわかりますが、わかりにくいのは感覚器の不自由さです。視力、聴力、嗅覚、口を動かす力、体の深部にあるバランス感覚など、目に見えない感覚の障害は少なくありません。必要によっては、専門家（理学療法士、作業療法士、言語聴覚士など）に調べてもらう方法も検討してください。

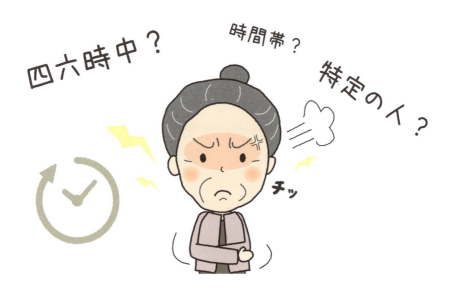

●本人のプライドが高い場合

プライドが高い人は、要介護状態になって人の世話を受けている自分に腹を立てているのかもしれません。もしそうであるようならスタッフ全員で共有し、プライドを傷付けない対応を心がけましょう。介護職は、利用者に対して赤ちゃん言葉（ダメでちゅ、いけまちぇん、など）を使うことがありますが、これなどは厳に慎むべきです。

●薬の副作用で興奮している場合

抗認知症薬を処方されている人は、その影響で興奮しているのかもしれません。抗認知症薬のうち3薬（アリセプト、リバスチグミンパッチ製剤、レミニール）は興奮系の薬剤です。これらの薬を使っている認知症の人が興奮していたら、止めてみるといいかもしれません。もちろん医師や家族の了解が必要ですが、ナースが「抗認知症薬で興奮しているようです」といえば、用量を減らすか止めてもらえる可能性があります。

「抗認知症薬で興奮している可能性があるので、しばらく止めて変化を見させてもらってもいいですか」といういい方でもいいでしょう。

存在としての暴力に対抗していることも

「介護には、存在としての暴力がある」と語るのは、理学療法士の三好春樹さんです。ナースや介護職は、児童に対する親や教師のように、存在するだけで暴力的な威圧感を与えているのかもしれません。認知症の人はそのことを敏感に感じ取り、常に行動を監視されている圧迫感に耐えられなくなります。そこで対抗として暴力を振るい始めるのです。

この場合、やさしい介護をしていても暴力は止みません。介護する側が強すぎる「関係」の結果ですから、どうしたら認知症の人が圧迫感を感じなくなるか、皆で知恵を絞ってみましょう。施設内では出せる知恵も限られるので、地域の介護職同士の勉強会や交流会（ネット上でも可）で、「こうしたら対抗暴力がなくなった」という事例を発表し合うと、きっとヒントが見つかるはずです。

暴力を振るわれそうになったら、とりあえず、逃げてください。言葉や力で応戦すると、火に油を注ぐ結果になります。ただし、本人や他の利用者が危険な場合は、複数の職員で取り押さえなければなりません。

ベテランナース

悲しみ、抑うつ感

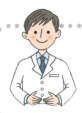

歳を取って配偶者と死別し、次第に知人や友人も世を去ると、人は悲しみや抑うつ感に襲われるものです。認知症の人も、そうしたことを理解しているかどうかはわかりませんが、やはり悲しい様子を見せます。

悲しみの原因を考える

●何もしようとしない場合

在宅でも施設でも、朝になったのにベッドから出てこない人がいます。「朝だから起きましょう」と声をかけても、動こうとしないのです。認知症の有無に関わらず、かなり高齢で離床しない人は、生活への意欲を失いかけていると考えられます。

認知症の人に対しては、離床の効果（あるいは寝たきりの弊害）を説いても、意味がありません。それよりも、起きて着替えがしたくなるような「今日の目的」をつくりましょう。「朝食のための離床」「健康維持のための歩行」でもいいのですが、できれば本人の好きなこと、趣味や娯楽に向けて体を動かしたいものです。

●自分の世界に閉じこもっている場合

本文21ページで紹介した遊離型の人は、つらい現実から逃避して、自分だけの世界に閉じこもっています。何もせず手がかからないので放置されがちですが、それではいけません。現実との関係が途切れると、次第に荒廃していくからです。

「周辺症状による認知症の分類」で遊離型に該当する人を放っておくと、やがて幻覚が出たり、意思の疎通ができなくなったりします。そのうちまったく食べなくなり、生きる力を失っていくのです。園芸療法や遊びリテーションで積極的に五感に働きかけましょう。

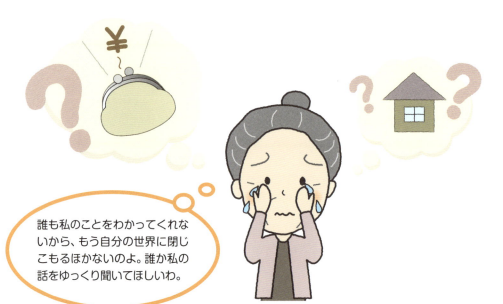

誰も私のことをわかってくれないから、もう自分の世界に閉じこもるほかないのよ。誰か私の話をゆっくり聞いてほしいわ。

●本当のうつ病である場合

　認知症の人は、よくうつ病と誤診されます。本物のうつ病と間違えられやすいのは、症状としてうつ状態が出やすい脳血管性認知症の人や、レビー小体型認知症の人です。

　しかし、稀に本物のうつ病を発症している人もいます。そうであれば、専門医から抗うつ薬を処方してもらわなければなりません。悪くすると自殺の恐れもあるので、この見極めは重要です。うつ病と誤診された認知症の人には効かない抗うつ薬が、本物のうつ病であればよく効きます。

●体に何らかの不調がある場合

　それまで元気だった人が急に意欲を失って何もしなくなったら、身体的な不調を疑いましょう。具体的には、脱水、発熱、慢性疾患の悪化、薬の副作用などです。最後になりましたが、ナースや介護職がいちばん先にしなければならないことといえば、健康状態のチェックにほかなりません。ナースであればバイタルサインの変化を、介護職であればいつもと違う様子を見つけて、素早く治療へと繋げる体制をとる必要があります。

いつまでも同じ行動を繰り返す人

　膝をこすり始めたらいつまでもこすり続ける、顔を洗い始めたら何度も洗い続けるなど、同じ行動を延々と続ける人がいます。認知症の症状だとはわかっても、つい制止したくなるものです。

　このような行動は、どうして起こるのでしょうか。現実と壁ができている様子から、そこには悲しみや抑うつ感があるようにも見えます。あるいは、ピック病の常同行動（同じ行為を繰り返す症状。徘徊ではなく、同じ道をぐるぐる歩く周回など）のようにも見えます。どちらにしても、周囲の人にとっては不可解です。

　くり返す内容が不衛生なものであったり、危険なものであったりすれば、止めなければなりません。そうではなく、周囲に迷惑をかけていなければ、「その人の個性」だと思って受け入れたほうがいいでしょう。介護する人の不寛容さが、認知症の人を重症へと追い込んではならないからです。

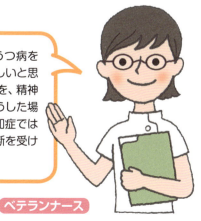

認知症の人のうつ状態と本物のうつ病を最初に見分ける方法は、とても難しいと思います。認知症の専門医は認知症を、精神科の医師はうつ病を疑います。こうした場合、先に認知症の検査を受け、認知症ではないとわかってから、うつ病の診断を受けた方がいいですね。

ベテランナース

混乱と焦燥感

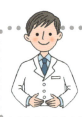

認知症になって記憶力や見当識が失われると、心の中に焦りの気持ちが湧きます。怒りや暴力ほど周囲に迷惑はかけませんが、何とかしてあげたいものです。混乱して焦る人に、どう対応すればいいでしょうか。

混乱の原因を考える

●記憶に乱れがある場合

側頭葉にある海馬が萎縮すると直前のことでも覚えていられず、たったいまいったことを、まるで録音再生のように繰り返すようになります。それが何度も続くと、介護する側は愛想のいい対応などしていられないものです。

記憶障害なので、介護する側の対応も覚えていないだろうと思うと、そうでもありません。いい加減な態度を取ると、相手にしてもらえなかったという不満だけは残るのです。こういう人には、3分とか5分とか時間を区切って、しっかり話を聞いてあげましょう。

●何かが気になって仕方がない場合

何度も同じことを繰り返していう人の中には、気がかりなことを周囲に確認するのですが、すぐに忘れるので何度も聞き返している場合があります。認知症の人が同じことを「問い合わせてきた」場合（例えば、次回の受診はいつかなど）、紙に書いて貼っておくなど、確認しやすい方法を考えてあげましょう。耳から聞いた言葉は忘れやすいので、視覚で確認できるようにすると混乱が少なくなります。

また、本人が大切なことを忘れそうで心配しているのですから、介護する側もたびたびそのことを口にして、互いに確認し合いましょう。

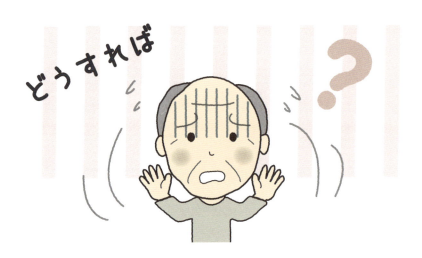

● 用事がないのにすぐ呼ぶ場合

利用者から呼ばれて行くと、特に用事はなかったということがあります。あるいは「それを取って」など、どうでもいいようなことで毎回呼びつける人もいるものです。

用事がないのに呼ぶのは、記憶障害とは少し違います。介護者が来たときには用事を忘れていたというケースもあるかもしれませんが、多くの場合は呼ぶ時点で心に問題を抱えているものです。それは、言葉にし難い「焦燥感」「喪失感」「充たされない不満感」かもしれません。家族とも相談して、愛情の持てる何かを探してあげることが必要です。

● 根底に寂しさがある場合

混乱と焦燥感の原因が寂しさであるとしたら、介護する人はどうすればいいのでしょうか。いちばんいいのは、呼ばれる前に行くことです。居室に一人でいる利用者が用事もないのに定期的に呼ぶ場合、「そろそろ呼ばれそうだな」と思うタイミングで「何か用事はありませんか？」と先に居室に顔を出しましょう。

本人が動けるのであれば、リビングルームやキッチンの傍に座ってもらい、お互いが見える状態にしておくといいでしょう。安心感が増すと困った周辺症状が少なくなります。

column 介護の世界の名言「純粋ナースコール」

ナースコールは用事があるときに看護職や介護職を呼ぶために押されますが、何も用がないのに押されるナースコールを**純粋ナースコール**と呼びます（名付け親は三好春樹さん）。これは、入院や施設入所によって一時的に情緒不安定に陥った人が、「自分は見捨てられたのではないか」「万一の時は駆け付けてくれるのか」を確認したいために押しているのです。

純粋ナースコールであることが分かったら、ベッドサイドへ行った人はしばらくそこで会話をして、利用者に安心感を与えましょう。ナースコールのスイッチを切ってしまうのは、よくない対応です。

純粋ナースコールであることがわかった場合は、ナースコールのスイッチを切ってもよいのでしょうか。万一急病であったら取り返しがつかないので、ナースコールのスイッチは絶対切ってはいけません。もし純粋ナースコールであったとしても、行かなければ次第に困難な周辺症状へと変化します。

ベテランナース

不安感とストレス

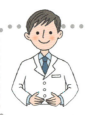

要介護状態になると、不安感が強まりストレスが溜まります。そのため、口がきける認知症の人は自分の介護に文句を言ったり、介護者の悪口を言ったりするものです。こういう人には、どう対応すればいいでしょうか。

不安の原因を考える

●文句ばかり言う場合

認知症の人は、周囲に配慮する能力が欠けてしまうことがあります。日常生活の援助を受けているわけですから、「ありがとう」と感謝してくれればいいのですが、何をしてあげても文句ばかりです。そうなると、介護者は気持ちよく介護ができなくなります。

これは認知症のために、状況判断ができなくなっているのです。本人には悪気がなく、無邪気に思ったままのことを口にしています。在宅介護でお嫁さんがお舅さんやお姑さんからこれをやられると参ってしまいますが、施設であればナースや介護職の工夫のしどころです。まずは、気の合う仲間を探しましょう。利用者同士で語り合う時間が増えると、不安感やストレスが軽くなっていくものです。

●介護者の悪口を言いふらす場合

認知症の人は、あることないこと身近な介護者の悪口をいって歩くこともあります。その多くは、認知症の人が近時記憶を保てないことから「辻褄を合わせる」ために発生する作話です。つまり、周辺症状の一つなのです。

作話は、アルツハイマー型認知症の初期によく出るといわれます。抜け落ちた記憶を補うために自分に都合のいい想像をしている訳で、悪気はありません。

とはいっても、周囲の人に誤解されると困ります。悪口をいいふらされたら本人を傷付けないようにその場ではやんわりと訂正するにとどめ、別な機会にこれが認知症の周辺症状であることを周囲の人に説明するといいでしょう。

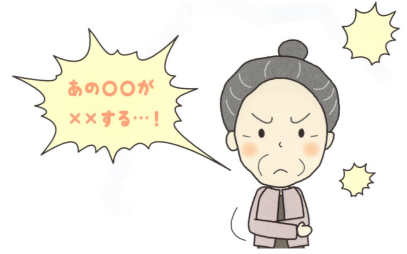

●介護者から離れない場合

認知症になって自分でできることが減っていくと、不安を感じて介護者から離れようとしなくなる人がいます。トイレへ行くにも「どこへ行くの？」ととがめて、一人にしてくれないのです。在宅で1対1の介護をしているときにこうなると大変ですが、施設であれば代わりの人を頼みましょう。「ちょっとトイレに行くので、○○さんを見ていてください。○○さん、すぐ戻りますからね」と声をかけると、本人に安心してもらえます。

●精神的な依存が強い場合

特定の介護者から離れたがらないのは、精神的に依存しているからです。それではいけないと突き放す介護者がいますが、拒否するとますます不安が強まります。認知症の人は、これから自立していく若者とは違うのです。「いつも見守っていますから、心配ありませんよ」と安心させ、不安にしない関わりをしなければなりません。

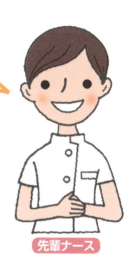

特定の利用者さんから気に入られて、「あなたが傍にいないとダメなの」といわれるようになった場合、それは一種の**共依存**です。そういわれるナースや介護職にも問題があるかもしれません。いつも一緒にいたい仲になると、かえって不安やストレスを生むので、「いい関係」を仲間と分かち合うようにしてください。

先輩ナース

---

column
周囲に八つ当たりをする人

介護が気に入らず文句を言う程度ならいいのですが、周囲に八つ当たりをされると困ります。通所や入所の施設では、周りの利用者も不愉快な思いをするからです。

理不尽な八つ当たりは、介護者にとってもストレスになります。しかし本人は、周囲ではなく不甲斐ない自分自身に苛立っているのです。ナースや介護職はそのことを理解し、「あなたは存在価値のある人ですよ」と伝えなければなりません。八つ当たりをする人ほど、老いた自分に苛立って葛藤していることを理解する必要があります。

本人は出口のないトンネルに入っているような状況ですから、何かプライドが持てることを探してあげなければなりません。「役割を果たしてもらって感謝する」のがいちばんの近道です。

孤独感

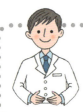

介護をしていて辛いのは、「もう死にたい」といわれたときです。または、人と会いたくない、医療やリハビリを受けたくない、何も食べたくないと介護拒否をされたときです。いったい、どうすればいいのでしょうか。

孤独の原因を考える

●早く死にたいといわれた

認知症に限らず、人は高齢になるとときおり「死にたい」といったり、そうした気持ちを表したりすることがあります。配偶者や身内に先立たれた孤独感を「死にたい」という言葉で表現しているのです。または、体も心も思うようにならない苦しさを、「死にたい」という言葉で訴えているのです。

介護者は、そういわれると自分の介護を否定されているように感じるので、「バカなことをいわないで！」と叱りたくなります。しかし、叱るのは愚痴も言えない境遇に追い詰めるだけです。それよりも「あなたが大切だ」「あなたに生きていてほしい」と伝えましょう。

●誰にも会おうとしなくなった

もの忘れが進行している認知症の人は、相手が誰だかわからなくなり、知らない人に会うことを不安に感じる場合があります。あるいは気力や体力の低下が原因で、人に会うことが負担になっていることもあります。

病院の場合は面会を制限することもできますが、介護施設では通常、家族や親戚、知人の面会を断ることはできません。ただしナースや介護職は、「本人が嫌がる場合、負担にならない程度の面会にとどめたほうがいい」ことを心得ておきましょう。

●よくなることを諦めている

医師の診察や服薬、リハビリを拒むときはどうすればいいのでしょうか。「もう自分はよくならない」と諦めているのかもしれません。実際、認知症が深くなって老衰に近づいてくると、回復には向かわないケースが少なくないものです。

そういう場合は、その人がいま、医療と介護のどちらに軸足を置いているかを考えてみましょう。「患者が嫌がるという発想はない」のが医療ですが、「利用者が嫌がることはしない」のが介護です。どうしても必要な診察や服薬以外は、本人の好みに任せましょう。

●ご飯を食べようとしない

　終末期でもない限り、食べようとしないときは何らかの理由があります。メニューが好物じゃない、食卓が楽しくないなど様々な理由がありますが、結構多いのは「お腹がすいていない」という理由です。特に介護施設の夕食は、職員が帰宅する時間から逆算して始まるため、まだ暗くならないうちから食べさせようとします。それでは早いしお腹もすいていないので、なかなか食べてもらえないのです。

　食べてもらうためには、「活動的な1日にする」「お腹がすくまで待つ」「好きなものを食べてもらう」ことを心がけましょう。

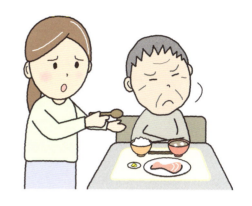

column
自己決定よりも共同決定を

　介護のルールを語るとき、「本人の自己決定を大切にしよう」という意見があります。デンマークで掲げられた有名な**高齢者福祉の三原則**には、**生活の継続性**、**残存能力の活用**と併せて**自己決定の原則**がありますが、日本でも有効でしょうか。

　例えば、本人が「死にたい」といったとしても、自己決定だからといって手伝うわけにはいきません。自己決定は自分の要求をきちんといえる国民には向いていますが、日本のお年寄りはなかなか本心をいわないのです。この場合の「死にたい」は、「生きたくなるような介護の一つもしてみろよ」と翻訳して聞く必要があります。

　いわれた言葉よりもそれをもとに本心を探らなければならない日本の介護現場では、自己決定よりも遠回りをしながらの共同決定が大切なのです。

まったく希望をいってくれない認知症の人とは、どうやって共同決定すればいいのでしょうか。自分がその人にどうあって欲しいか、あなた自身の希望を利用者さんに伝える努力をしましょう。もちろん、その人をケアするチームの共同決定も大事です。

ベテランナース

不快感、被害感

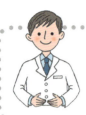

真心を込めてお世話しているのに、介護を拒否されると介護する側は傷付きます。逃げ回られると、介護者が加害者に、認知症の人が被害者に見えてしまうものです。どうしたら受け入れてもらえるでしょうか。

不快の原因を考える

●介護拒否をされる

オムツ拒否は不快感がイヤだったり、入浴拒否はその人なりの理由があったりしますが、あらゆる介護を全て拒否する場合にはどう考えればいいのでしょうか。

おそらくその人は、自分自身の老いを認めたくないのです。その人が拒否しているのは、介護者がしようとしているケアの中身ではなく、「こんなことまでできなくなった自分」なのだと考えましょう。そう思うと気持ちが楽になり、余裕を持った対応ができるものです。

「まだできる」と思っている人に、過剰な介護を行うと不快感を募らせます。危険なこととそうでないことを見極め、介助より見守りを増やしましょう。

●自尊心が失われていない

ケアしてもらうたびに「ありがとうね」という人と、「よけいなことをするな」という人は、どこが違うのでしょうか。同じくらいできないとすると、後者は自分の老いや障害が（あるいは認知症という病気が）、受容できていないのです。そんな人に「あなたは、もうできないのだから」というとプライドが傷付きます。

かといって、昔のように完璧にできると思っている訳ではありません。自分が昔と違うことは、ぼんやり感じているのです。それを認めたくないのに介護をされると、「無理」と宣告された気がして怒り出してしまいます。

●自分でできるといいながら、できていない

こういうタイプの人も「葛藤型」に分類できるので、役割を持ってもらうのが有効です。新聞を取って来る、テーブルを拭く、洗濯物を畳むなど、簡単なことをお願いして、できたらうんと感謝しましょう。

この場合、できていなければスタッフがそっとやり直せる内容でなければなりません。調理を手伝ってもらって失敗するとやり直しが効きませんが、皿洗いなら汚れが落ちていなくても後でスタッフがやり直せばいいのです。「助かりました」とお礼をいいながら気づかれないようにサポートすると、不快感・被害感を満足感に変えることができます。

認知症の人の生活環境

認知症の人をケアするには、環境の整備が欠かせません。
住み慣れた家がいいのか、施設がいいのか、その両刀使いか……。
本人は判断できなくなるので、先々まで考えてあげる必要があります。
この章では、現状の環境整備について学びましょう。

環境による精神的な影響

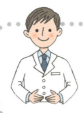

認知症の人は、どこでケアするのがいちばんいいのでしょうか。もし選べるとすれば、最も精神的にいい影響を与えてくれる場所を選びたいものです。いくつかの選択肢について検討してみましょう。

環境の選び方で大切なことは何か

●できるだけ入院は避けたい

認知症は入院して治す種類の病気ではありませんから、どこでケアするかを考えるとき、病院を第一選択にする家族は少ないと思います。しかし、「在宅介護は人手がないからできない」「特養は待機者が多くて入れない」となったとき、療養型や精神科の病院が受け皿になることがあります。これは、介護者がいないために起こる、いわゆる**社会的入院**です。

入院すると、治療の対象となる疾病に負けないくらい「ベッドで寝ていること」が体に悪影響を及ぼします。これを**廃用症候群**と呼びますが、認知症の場合は特に入院によって心身の廃用が進むので、できれば避けたいものです。

▼廃用症候群の悪循環

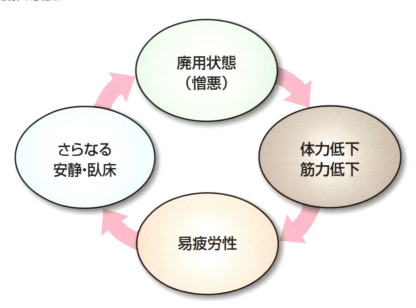

●次に避けたいのは「たらい回し」にすること

　入院の次に避けたいのは、認知症の人の居場所を転々と変えること（たらい回しにすること）です。認知症の人は、居室の雰囲気やベッドの位置、出入り口の方向が変わっただけでも混乱します。自分の老化や老化による様々な変化に適用するのがやっとの人は、それに環境変化が加わるとたまらず適応障害を起こすのです。

　俗に**呼び寄せ介護**と呼ばれる、「田舎の親を都会の子どもが引き取るケース」も認知症を深める大きな要因になります。転居は、人間関係を含む環境を根こそぎ変えてしまうからです。

環境選びにおけるナースの役割

●精神面のチェックが大切

　新しい利用者は、どこから来たかを調べてみましょう。例えば「九州や東北から大阪や東京へ来た」といった環境の大変化がなかったか、最近1年間で数回「たらい回し」にされていないかをチェックするのです。環境が激変すると、見当識（いまがいつで、ここがどこで、自分が誰か）に狂いが生じます。おかしなことをいっても、「これは環境の変化によるもので、妄想ではない」と抗精神病薬を否定できるかもしれません。環境が変わったばかりで徘徊すると、間違いなく行方不明事故になるので、「介護職に見守りの強化を提案しよう」という知恵も湧いてきます。

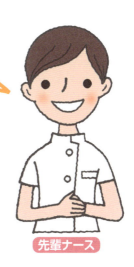

認知症は理屈よりも感情、そして薬よりも環境であることをナースは知っています。

先輩ナース

療養場所を選べるとしたら

●在宅のメリット

「認知症になっても住み慣れた自宅で一生を終えたい」と願う人は少なくありません。あらかじめ希望を聞いていたら、そう答える人が大多数でしょう。在宅でいこうと決めたら、居宅介護支援事業所のケアマネジャーとケアプランを組み、次のような準備をしましょう。これらができれば、認知症の人でも在宅介護は可能です。

①閉じこもりにならないように、デイサービスやデイケアを利用する。
②家族が疲弊しないように、ときおりショートステイを入れる。
③通院できなければ（あるいは、いずれできなくなることを見越して）、在宅医療を行ってくれる医師および訪問看護ステーションを決めておく。

●施設のメリット

まったく身寄りや知人のいない認知症の人が独居していると、施設に入所したほうが安全です。安全だという意味は、次のようなことです。

①まず、自宅で火事を出す心配がなくなる。
②三度の食事や排泄、入浴などのケアが途切れなく受けられる。
③具合が悪くなったときに、医療に繋げてもらえる。

都会の特養は待機者が多くてなかなか入れず、有料老人ホームは経済的なハードルが高いという難点があります。もし、相性のいい施設に入所できて、そこが看取りまでしてくれれば申し分ありません。

●本人の希望を優先したい場合

理想的なのは、在宅か施設か両刀使いかを本人が選べて、その結果に本人が満足できることです。家族や医療・介護の専門職は、何が本人のためになるかを優先して考えましょう。

認知症の人は選べないだろうと思われがちですが、どんなに認知症が深くなった人でも、快・不快はわかるものです。その人にとって、どちらに「快が多いか」、周囲が見極めてあげましょう。「家が似合う人」と「施設が似合う人」がいるので、この問題に正解があるわけではありません。しかし、「可能であれば住み慣れた家にいたい」というのが多くの人の希望です。

環境整備の大切さ

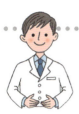

環境の変化に弱いのが認知症の人の特徴ですが、転居や施設入所などのために、どうしても環境が変わってしまうことがあります。そういうときは、本人に合わせて環境を早急に整備しなければなりません。

環境整備で大切なことは何か

●環境が変わるなら生活習慣を変えない

どうしても環境が変わってしまうときは、せめて生活習慣だけは変えないようにする必要があります。生活習慣が変わる一例を挙げれば、在宅の人が大きな施設に入所するとお風呂の入り方がまるで違ってしまうことです。

施設の大浴場は床を掘り下げてあるので、床からしゃがんだり立ち上がったりできる身体機能がなければ怖くて入れません。そのためすぐに「入浴不可」とされ、機械浴にされてしまいます。機械浴は、在宅の生活習慣とは程遠いものです。これまでの生活習慣を維持するには、家庭用の個浴がいちばん落ち着いてもらえます。

●環境が変わるなら人間関係を変えない

生活習慣の維持と同時に役立つのは、人間関係を変えないことです。例えば入所の際、「里心がつくので、1カ月は面会に来ないでください」と家族に告げる施設がありますが、これでは認知症の人は不穏になります。家族が毎日のように面会に来ると、「人間関係は保たれている」と感じることができて、認知症の人は落ち着けるのです。

故郷から遠く離れた施設に入る場合、異郷の地で県人会を探してお友達をつくるのも効果があります。認知症の人が落ち着くのは、郷土の方言や料理に触れたときですから、外出時は県人会の集まりに顔を出してみるといいでしょう。

居場所が変わるととても混乱するけど、優しい人がいるので安心です。

患者

環境整備におけるナースの役割

●申し送り事項の確認が大切

　これには、2つの意味があります。在宅や別の病院、施設から移ってきた場合、以前のケアマネジャーなどから申し送り事項があるので、その内容（身体状況や食事、排泄などの自立度）をしっかり把握するというのが一つです。この確認は、最低限の仕事といえます。

　もう一つは、申し送られた内容が「本当にそうなのか」確かめてみることです。例えば「食事は刻み食」と書かれていても、とりあえず常食から始めて様々な食事形態を試してみましょう。意外な発見もあるので、その人の本当のADLを知るために、申し送られた内容をチェックしてみることはとても大切です。

温泉に行くのは最高の「環境改善」

　以前、新聞連載のコラムにも書いたことがありますが、環境に馴染めず認知症の周辺症状が強く出ている人には、旅行療法が効くことがあります。

　80代の認知症の男性Aさんは、在宅介護が始まった頃、暴言暴力がひどく訪問診療に行っても触ることさえできませんでした。もちろん、周辺症状を鎮める薬を飲んでもらうこともできません。そんなAさんを、月1回夫婦で行く1泊2日の温泉旅行が劇的に変えました。ヘルパー2人を自費で雇い、温泉に入れてもらっておいしい食事を楽しんだのです。

　温泉はがんや難病への効果が注目され、温泉療法学会という医学会もあります。認知症にも温泉は効くのではないかと思えるくらい、Aさんは毎月旅行に行くことで薬を使わず改善したのです。温泉療法を始めてからのAさんは、笑顔いっぱいでデイサービスにも行くようになり、旅先での写真を見せながら思い出を語ってくれました。

　Aさんの場合、環境に適応させるポイントはプチ贅沢でした。認知症の人にもプライドがあるので、少し贅沢をすることで環境への不満が解消されたりするのです。Aさんの家のカレンダーには、デイサービスやショートステイの予定と一緒に、毎月旅行の予定が書き込まれていました。認知症介護とは、移動すること、楽しむことだとAさん夫婦に教えられたものです。

自然治癒力

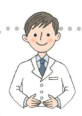

自然治癒の反対は、無理な治療です。具体的には、必要のない「入院、投薬、手術」になります。病気によっては無理な治療が効くものもあるのですが、認知症の場合は無理な治療はどれも効果がありません。

自然治癒力で大切なことは何か

●とにかくストレスを溜めないこと

ストレスは様々な病気の原因になりますが、認知症の原因にもなります。人はストレスを感じると「お酒を飲む」「おいしいものを食べる」「甘いものを食べる」などで発散を図りますが、これらは糖尿病のハイリスク行動です。そして、糖尿病を患っていると認知症になるリスクが2倍に増えるという研究もあります。つまり、「ストレス➡糖尿病→認知症」というルートを辿りやすいのです。

したがって、ストレスを溜めないことが認知症の自然治癒力となります。しかしながら、認知症の治療は「薬を飲みましょう」ばかり……。ストレスからいかに解放させるか、いかにストレスと付き合うかが治療の根本であるべきです。

●無理な治療は「自然に反する」

95歳のおじいちゃんが「めまいがする」というので救急車を呼んだら、入院することになりました。その後院内感染でインフルエンザになり、ご飯が食べられなくなり、肺炎を起こし、たった1週間で足腰が立たなくなって認知症にまでなったのです。娘さんは「入院して悪くなった」と思いましたが、病院側は「家に帰ったらもっと悪くなる」の一点張りです。相談されたので自主退院を勧めたところ、家に帰って3日で元気になりました。

病院は、若い人が行く所（せいぜい平均寿命まで）です。加齢による治せない症状を無理に治そうとすると、かえって苦しむことがあります。

> 2017年に日本呼吸器学会は「高齢者の誤嚥性肺炎は治療しないという選択肢もある」というガイドラインを発表しました。抗生剤治療にも限界があります。要は本人の体力、免疫力なのです。

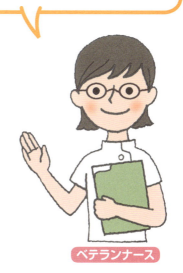

ベテランナース

●高齢になったら薬の数を制限しよう

　日本老年医学会は「薬は5薬までを目安にする」という意見を出しました。転倒や副作用が出る頻度は、多剤併用で格段に増えるのです。高齢になるほど、多剤併用は慎まなければなりません。

　しかし日本では、「医療＝薬をもらうこと」という思い込みが強く、たくさん薬を出してくれなければ満足しない患者や家族が多いのです。多剤併用は、医師と患者側の共同責任であるといえるでしょう。その結果、薬の有害事象で苦しむ人が増えています。自然治癒力を引き出すには、まず薬の数を制限しなければなりません。

無駄な薬の整理におけるナースの役割

●一包化された薬は減らすのが大変

　服薬管理は、主にナースの仕事です。ところが高齢者は持病が多く、いくつもの診療科をはしごしてたくさんの薬をもらってきます。そこで、飲み忘れや飲み残しを防ごうと、一包化する動きが出てきました。一包化された内服薬を飲ませるのは医療行為から外されたため、介護職が飲ませることができるのが利点といえば利点です。

　ところが、一包化された薬には胃腸薬が3種類入っていたりします。そこで減薬が必要だということになると、包装のない錠剤は何の薬なのか見分けるのが難しいのです。再処方してもらうと全部無駄になるので使いたい薬だけを探すわけですが、これは介護職ではできません。こういう仕事も、これからはナースの役割になると思います。

歩くと自然治癒力が最大に高まる

　元気で長生きをしたかったら、認知症予防が欠かせません。そのためには、歩くのがいちばんです。ただ歩くだけでもメタボの予防やロコモの予防になり、これらはどちらも認知症のリスク要因なので、歩くだけでも間接的な認知症予防になります。

　しかし、せっかく歩くのなら「歩きながら計算問題を解く」「歩きながら鼻歌を歌う」「歩きながら川柳を詠む」といった、「ながら」歩きをしてもらいたいものです（スマホ歩きはダメですが）。すでに、引き算やしりとりをしながらの「ながら」歩き（**コグニサイズ**と呼びます）は、軽度認知障害の人の脳からアミロイドβを消すという研究が発表されています。

　歩くことは、最善の病気予防です。同時に好きなことをする（川柳が好きな人は風景を五七五文字で表現し、カラオケが好きな人は歌い、計算が好きな人は通りかかった車のナンバーを足したり引いたりしてみる）「ながら」歩きをすれば認知症予防にもなり、自然治癒力を最大限に引き出すことができるのです。

感染症

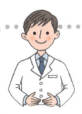

感染症とは、細菌やウイルスなどの病原体が体内に入り、発熱や下痢などの症状を出現させることです。発生したら速やかな受診が必要ですが、予防の段階では手洗いや消毒を徹底しなければなりません。

✚ 高齢者施設で気を付けるべき感染症は何か

様々な感染症の危険がある中で、代表的なものを取り上げます。

●インフルエンザ

インフルエンザは、ウイルス感染で起こります。あらかじめワクチンを接種しても、A型、B型、C型など異なる型があり、必ず防げるわけではありません。

インフルエンザにかかると、発熱、悪寒、鼻水、頭痛、セキや喉の痛みなどの呼吸器症状のほか、関節痛や筋肉痛などの全身症状が出ます。通常は1週間ほどで回復しますが、高齢者は気管支炎や肺炎を合併して死亡することもあるので、重症化には注意が必要です。施設で一定以上の患者が出たら行政やご家族に報告し、面会制限を行うこともあります。

●ノロウイルス

牡蠣などの二枚貝から感染し、感染した人の便や吐瀉物から施設内で一気に広がります。症状は下痢、嘔吐、腹痛などで、通常は数日で回復しますが、高齢者の場合は重症化するとたいへん危険です。発症が確認されたら感染経路を把握し、行政やご家族へ連絡しましょう。

大切なことは、二次感染を防ぐことです。患者さんの吐瀉物がたいへん危険なので、ペーパータオルなどで覆って次亜塩素酸ナトリウムをかけて消毒します（周囲数メートル、高さ1メートルは飛散していると考えて行います）。また、汚物はゴミ袋などに入れて密閉したまま廃棄し、リネンは85度以上で熱湯消毒を行います（血液汚染がある場合は感染廃棄物処理基準に従う必要があります）。

●O-157

病原性大腸菌の代表格です。ヒトや動物の腸管内にいる常在菌なのですが、保菌者の便から食品が汚染され、食品内で大量に増殖したものを食べると感染します。

感染すると腹痛や下痢（水様便や血便になることも）が起こり、他の利用者へも感染するので注意が欠かせません。一人でも患者が出たら、保健所への報告が必要です。

発熱は少なく、受診して安静にしていると通常は重症化せずに回復します。しかし、下痢が続いて脱水症を起こすと危険なので、十分な脱水対策を取らなければなりません。

感染症対策におけるナースの役割

●広がりを防ぐための環境を整える

　日常のケアで大切なことは、うがいや手洗いの励行です。うがいは喉の粘膜に付着したウイルスを、流水による手洗いは手に付着したウイルスを落とせます。ナースや介護職だけでなく、うがいや手洗いは利用者にも行ってもらわなければなりません。

　次に大切なことは、トイレの便座、ドアノブ、手すり、水栓など、多くの人の手が触れる箇所を常に清潔に保つことです。施設内で消毒の方法や頻度をルール化して、ナースがしっかり監督してください。

　万一感染者が出た場合、ナースや介護職が患者のケアを行ったら一処置一手洗いが原則です。手洗い場が遠い場合は除菌剤を使った手指消毒で代行することもありますが、可能な限り流水＋石鹸での手洗いを行いましょう。

　環境面では、適度な温度と湿度の管理が大切です。ウイルスは低温で乾燥した場所を好むので、利用者の居室やリビングは、適度な温度と湿度を保つよう心がけてください。また、水分の補給も感染症予防になります。温かい飲み物で利用者の体を温めて、ウイルスの増殖抑制を図ってください。

口腔ケアは感染症予防に効果的

　口腔内が乾燥していると感染リスクが高まります。

　口の中が不潔になると、細菌の巣になりがちです。それでも十分な唾液があれば自浄作用が働くのですが、乾燥するとひび割れて傷付きやすくなります。そういう状態で誤嚥を起こすと容易に細菌が気道に入り、誤嚥性肺炎を起こすのです。

　ナースや介護職は、自力で歯磨きやうがいができない認知症の人に、毎日口腔ケア（口腔清掃）を行いましょう。ガーゼを巻いた指やスポンジブラシで口腔内の汚れを落とし、口の中をきれいにすると感染症を起こす確率が少なくなります。

　肺炎は、肺の中に細菌やウイルスが侵入して起こる炎症です。がん、心疾患に次ぐ死因の第3位でもあり、「**老人の友**」と呼ばれています。肺炎には赤ん坊も青少年も中年もなりますが、肺炎で死亡する人の90％以上が65歳以上の高齢者なのです。

　肺炎の予防は、高齢者ケアにおいて欠かせません。口腔ケアが肺炎予防となり、ひいては最大の感染症予防となることを肝に銘じておきましょう。

事故防止

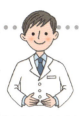

ほとんどの高齢者施設では、介護事故の防止活動に取り組んでいます。しかしながら、介護事故はいっこうに減りません。それは、根本を見ないで「見守り強化」など枝葉末節(しようまっせつ)にこだわっているからです。

事故防止で大切なことは何か

●建物の危険性をチェックする

徘徊による行方不明事故が多発している現場があって、そのほとんどが玄関から出て行ったとします。この場合、玄関に鍵をかけていないからではなく、事務所の位置が悪いのです。設計時点から玄関の横に事務所があり、オープンカウンターになっていれば出ていく人に目が届き、来客への対応もスムーズにできます。

介護施設で行う**ヒヤリ・ハット**（ハインリッヒの法則）は、「事故になりそうなでき事があったら報告して改善する活動」です。これでは建物に原因がある場合など、大きな問題が見えてきません。事故の有無に関係なく年に1度は建物の問題点を話し合う日を設け、「ヘルパーステーションの位置が悪い」「廊下のカーブが急過ぎる」など構造上の危険性を把握したいものです。

▼ハインリッヒの法則

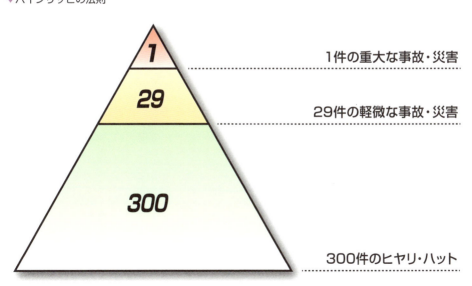

●設備の危険性をチェックする

建物の次は、トイレ、浴室、ベッド、車イス、食堂のテーブルや椅子など、設備に関するチェックも行いましょう。実は介護事故の多くは、設備の不備から起こっているのです。

例えば、使っている車イスが古くなってタイヤがすり減っていると、危険なときにブレーキをかけても止まってくれません。その結果、乗っていた利用者を何かにぶつけます。このような衝突事故を起こした職員を叱責して始末書を書かせても、解決にはほど遠いのです。車イスのタイヤの摩耗を解決しない限り、同じような事故がまた起こってしまいます。

設備の不備は職員からはいい出しにくいので、管理者が定期的にチェックしなければなりません。

●利用者本人の問題をチェックする

施設に新しい利用者が入所すると、高い確率で事故が起こります。それは、職員が新しい利用者の行動特性をまだ把握しきれていないからです。特に認知症の人は思いもよらないことをするので、事前に家族や前任のケアマネジャーから十分な聞き取り（アセスメント）を行わなければなりません。

利用者の生活習慣や日常のクセを知ると、介護事故は目に見えて少なくなります。

事故防止におけるナースの役割

●受傷状況の確認と受診の判断

介護事故が起こって利用者がケガをした場合、必ずナースが受傷箇所の確認を行いましょう。事故を起こした職員（利用者が自分で起こした事故は近くにいた職員、誰も見ていなかった事故は第一発見者）からナースが直接話を聞かなければなりません。もしもナースが常駐していない事業所であったり、夜間に起こった事故であったりしたら、電話で聞いてもいいでしょう。とにかく「受傷したら、ナースに相談」がルール化されている必要があります。

ナースの次の仕事は、「受診するか、経過観察するか」の判断です。もしも次のような場合は、躊躇せず受診としましょう。

①骨折の可能性がある。
②頭部を打撲している。
③虐待の可能性がある。

傷そのものはたいしたことがなくても、顔に傷ができた場合、出血が多い場合などは、ご家族が見たときの心配を考えて受診とした方が賢明です。

「受傷したら、ナースに相談」が基本ってことですね。

新人ナース

▼市区町村に報告されいてる介護事故

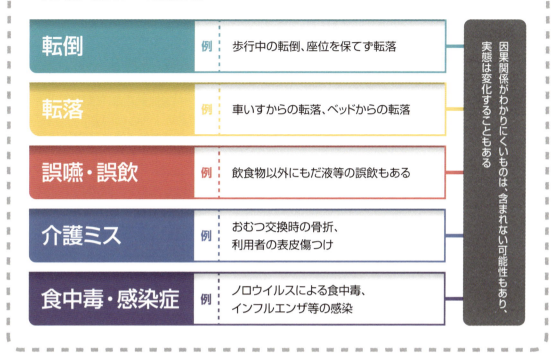

正しい介護法がなければ事故は無くならない

　職員の介護力が高くないと事故は起こります。本文107ページに介護事故のリスク要因は「建物の問題」「設備の問題」「利用者本人の問題」と書きましたが、「職員の介護力不足」も見逃せないリスク要因です。

　介護職の力量不足で起こる介護事故は、移乗や歩行介助中の転倒、入浴介助中の溺水(できすい)、食事介助中の誤嚥などがあります。これらの事故が起こるのは、未熟な介護職が正しい介護法を身に付けていないか、誤った介護法が身に付いてしまったためです。特に力任せの介護法が身に付いてしまうと、介護職が腰を痛めるだけでなく、利用者がケガをしたり重度化して自立から遠ざけられたりします。双方のためにも、介護職は正しい介護法を身につけなければなりません。

　正しい介護法とは、人間の生理学的動きに合致した要介護者の動きを促し、それをサポートすることです。例えば、健常な人が椅子から立ち上がるときは、頭を前へ突き出していったん前屈みになってから腰を伸ばして立ち上がりますが、介護するなら同じように要介護者の前傾姿勢を導き出さなければなりません。直線的に上へ引っ張り上げたとしたら、それは正しくない介護法になります。

　介護現場の事故防止活動は、根底に「正しい介護法」がなければならないのです。

整理整頓

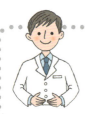

介護施設では、整理整頓が求められます。利用者の「生活の場」である特養や有料老人ホームでも、集団生活を送っているからです。では、どういう点を注意して整理整頓のルールを設ければいいのでしょうか。

整理整頓で大切なことは何か

●通路や階段の不要物を撤去する

いちばんいけないことは、エントランス、玄関、廊下、階段などに荷物が置いてある状態です。「置き場がないから、一時的にここへ置こう」といった安易な考えから、階段の踊り場や非常階段が荷物置場になっていたら、それだけでダメな施設だと分かります。

病院、特養、老健などで廊下が広く取ってあるのは、両側の手すりに沿って車イスで対面通行できる幅を確保してあるからです。その片側を荷物置き場にしたら、手すりにつかまれない人が出てきます。歩行中の転倒や衝突が増えるので、介護事故防止の観点からも、通路の荷物は必ず撤去しなければなりません。

●居室内はある程度の自由さを

共有スペースは整理整頓が必要ですが、居室内はある程度利用者に自由に使ってもらったほうがいいでしょう。特に「個室の場合は在宅と同じ」と考える必要があります。

ナースや介護職がベッドに近付けないくらい私物が多いのは問題ですが、「持ち込み禁止」は行きすぎです。ただし、次の点は本人や家族の了解を取っておきましょう。

特養の場合、「利用者が入院中、空きベッドをショートステイなどに転用する」のが一般的です。その間、私物は段ボール箱に入れて倉庫にしまわれます。退院したら元の居室に戻すのですが、「一時的にしまえない量の私物はご遠慮ください」と説明すれば、ある程度の量で折り合ってもらえるはずです。

●真っ白な壁は認知症の人にとって危険

「入院中はせん妄が起こりやすい」「入院すると急に認知症の症状が出る」「入院した人は見当識障害を起こす」などはよく知られています。病室は、私物の持ち込みが制限されるからです。

ベッドの白いシーツの周囲を真っ白な壁で覆われた状態では、認知症の人は落ち着きません。いまがいつで、ここがどこで、自分が誰かということがわからなくなり、認知症の症状や不安がどんどん増していきます。認知症の人にとって、これほど向かない環境はありません。できるだけ私物を置いて、「ここは自分の部屋である」「自分はここに居てもいい」と感じてもらうべきです。

整理整頓におけるナースの役割

●常に「緊急時は大丈夫か」という視点を持つ

　特養などの大規模入所施設で廊下が広いのは、万一の時ベッドのキャスター（車輪）をロック解除して、利用者をベッドのまま運び出すためであったりします。居室のベッドに乗せた状態で、玄関に横付けされた救急車まで運ぶのです。そうであれば、廊下や玄関は急病人が出た場合のことも考えて、不要な物を置かないようにしましょう。

　整理整頓は、災害時の備えとしても大切です。「地震が来ても大きな被害にならないか」「非常口はすぐに開けられ、非常階段は常に使えるか」「非常用備品がすぐに取り出せるよう、緊急時に開けるドアの前に荷物が置いてないか」など、ナースは常に「緊急時は大丈夫か」という視点を持つ必要があります。

認知症の人における整理整頓は特殊

　個性的な空間にいると落ち着けます。「利用者が他人の物を持っていってトラブルになるから」と私物の持ち込みを制限する施設がありますが、私物をいっさい置かせてもらえないために認知症の人が周辺症状を悪化させるのもトラブルです。どちらのトラブルが本人にとって重要か、よく考えてみましょう。前者は職員が気を付けていれば防げますが、後者は認知症の人の寿命を縮めます。

　当然、認知症ケアには私物の方が大切です。本文63ページで述べたように、認知症の人に落ち着いてもらおうと思えば、「私物は最大の介護用品」になります。

　ですから、居室の空間は私物で満たすのが理想的です。その人らしい個性的な品々が並べば、それを元に介護職との会話も弾みます。その人の昔の写真を飾っておくと、「昔は立派な人だったんだ」とケアする側の態度も変わるものです。

　特養や有料老人ホームなど最期までいられる入所施設であれば、落ち着いてもらうために居室に仏壇を持ち込んでもらう方法もあります。ロウソクや線香に火を点けてはいけませんが、拝むだけであれば火事の心配はありません。

プライバシー

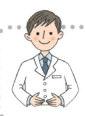

利用者の情報を外部に漏らしてはいけません。介護現場には利用者や利用者の家族に関する**取扱注意情報**が集積されています。介護の仕事は、個人のプライバシーに触れる仕事なのだという自覚が大切です。

プライバシーで大切なことは何か

●介護事業者には重い守秘義務がある

例えばホームヘルパーの仕事を考えると、いかに守秘義務が重いかが分かるはずです。訪問介護では、利用者の住まいに上がり込んで身体介護や生活援助を行います。冷蔵庫を開けて調理をしたり、お金を出して買い物をしたり、利用者を裸にしてお風呂に入れたりするのです。そうした親密なお世話が、多くは1対1の密室で行われます。利用者の家庭事情が容易にわかる立場にいるので、ヘルパーには高度な守秘義務が課せられるのです。

通所や入所の施設にも、個人情報が集積されています。したがって、介護事業者も厳しい個人情報保護対策を行わなければなりません。それは、「個人情報保護法」の規制を受ける「個人情報取扱事業者（通販事業者など）」よりもはるかに重いものです。

●一般の見学者は断らない方がいい

では、介護施設の中は外部の人にいっさい見せなければいいのでしょうか。入所者のプライバシーを理由に見学を断る施設もありますが、介護保険事業所である限り、国民の税金が投入されているはずです。入所者のプライバシー保護に注意しながら見学も受け入れてくれないと、税金を使ってもらう意味がありません。

おおむねいい施設は、見学を受け入れています（要予約などの条件はあるでしょうが）。それは、「いい介護」と「オープンな介護」がほぼ同義語であるからです。認知症の利用者が見学慣れしているかどうかは、ケアの質を見る大切なバロメーターだといえます。

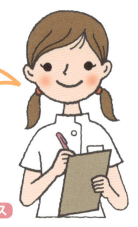

「いい介護」と「オープンな介護」はほぼ同義語です。

新人ナース

●個人情報漏洩防止策は各事業者がつくるもの

　厚生労働省は、「医療・介護関係事業者における個人情報の適切な取扱いのためのガイドライン」を設けて、利用者のプライバシー保護を定めています。しかし、そこには個人情報漏洩の防止策は書いてありません。そのため、どうしたら個人情報が漏れないかは、各事業者が考えなければならないのです。

　利用者のプライバシーを守るルールは、勉強会などを積み重ねて、各事業者がつくる必要があります。

▼医療・介護関係事業者における個人情報の適切な取扱いのためのガイドライン

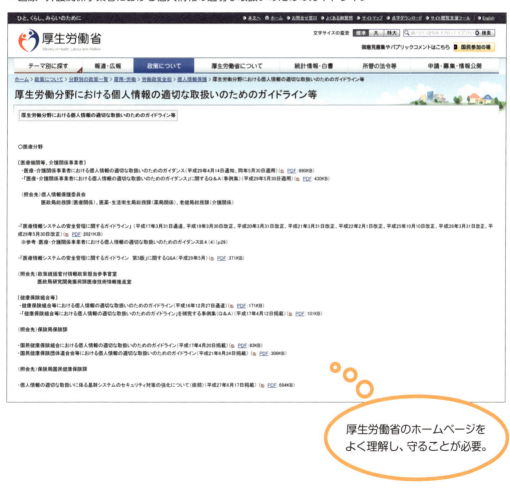

厚生労働省のホームページをよく理解し、守ることが必要。

column

そもそも「平穏死」とは

　平穏死とは文字どおり「穏やかな最期」です。石飛幸三先生の造語で自然死・尊厳死と同義です。尊厳死協会の役員である筆者ですが、安楽死との混同があるため、タイトルに「平穏死」と入った本を数冊書いてきました。そもそも、何が穏やかなのか。誰が平穏なのか。もちろん本人が呼吸、食事、表情が最期まで穏やかという意味です。その結果、家族も穏やかです。どうすればそれが叶うのか。それは終末期以降、点滴をできるだけ控えて充分な緩和ケアを受けることです。その結果が穏やかな最期です。

　ひとことでいうなら「枯れて行く最期」でもいいです。終末期以降は、自然な脱水があると心不全や肺水腫になりません。その結果、痰や咳で苦しむこともありません。脱水の効用です。末期がんでも認知症終末期でも、がんの痛みは脱水があった方がうんと軽いです。枯れること、ドライになることは素晴らしい自然の恵み。人間は、いや動物は太古の昔からそんなに苦しむことなく自然に旅立ってきました。しかしこの40年間だけ「病院の時代」となり、医者は良かれと思い最期の最期まで1日2000mlの点滴を行っています。医師の善意による悪事ですから、なんともいえない話です。その結果、患者さんはベッドの上で溺れて早死にします。体中が浮腫み、呼吸困難などの苦痛が増大するため鎮静を要する頻度も飛躍的に増えます。筆者自身も30年前はそうでした。本当に申し訳ないことをしたと、いまは懺悔の気持ちで本を書き、講演をしています。事実、開業医となってから在宅で看取った1000人以上のうちほとんどの最期は驚くほど穏やかでした。病院で見た光景とはまったく違うものでした。

　医学教育では「死」はいまだにタブーのままです。「平穏死」という言葉は知っていても、実感として知っているナースはまだまだ少ないようです。良かれと思い最期の最期まで1日2000mlの点滴をしている病院もまだまだあります。平穏死という概念は病態を問いません。終末期において普遍的な概念です。認知症、がん、老衰、心不全、肝硬変、どんな病態でも共通です。「枯れる」最期こそが、もっとも苦痛がない最期なのです。

認知症の人とご家族

認知症の人を抱えたご家族は、とても苦労なさっています。
2000年から介護保険が始まり「介護の社会化」が進んできましたが、
それでも、ご家族の負担がなくなったわけではありません。
ケアする側は、ご家族の気持ちに寄り添うことが大切です。

孤立無援の思い

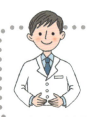

近年は、核家族化が進んでいます。一人の要介護者に対して、介護者も一人というケースが少なくありません。その要介護者が認知症で意思が通じにくいと、介護者は孤立感を募らせてしまうものです。

ご家族はどんな思いを抱えているか

●主介護者の負担は大きい

昔、日本の家庭が大家族だった頃、大切なことは親族会議で決めていました。親族の中に要介護者が出ると会議が開かれ、「長男の嫁がじいさまの介護をしろ」と主介護者を指名したそうです。お嫁さんは「どうして私が」と嘆きますが、逆らうことはできません。

いまではそんな封建的な会議はありませんが、そもそも核家族なのでおのずと主介護者が決まってしまいます。大家族では存在した「見守る目」や「ねぎらいの言葉」はないのです。どちらかと言えば、現在の主介護者の方が辛いのかもしれません。

介護保険サービスの解説本には、「とにかく主介護者を決めましょう」と書いてありますが、それはサービスを提供する側の都合です。誰かが窓口になる必要はありますが、主介護者になることは辛いことなのだという理解を持ちましょう。

●燃え尽きてしまうこともある

在宅において一人で介護をしていた人が、いったん入所施設（特養や療養病床など最期までいられるところ）へ要介護者を預けると、まったく会いに来なくなることがあります。要介護者が認知症の場合に多いケースですが、おそらく介護に燃え尽きてしまったのでしょう。「一人でできる間は、自分が倒れるまで抱え込む」「手を離れたら、見向きもしなくなる」という振り幅の大きさは、日本人特有のものかもしれません。

医療、介護、教育が（所によっては住宅も）税金で賄われる福祉先進国（北欧や西欧の国々）では、介護が必要になったら公的機関にまかせ、家族は身体介護をしません（面会には来ます）。高税率だからできることなので、日本の燃え尽きた介護者を「面会にも来ない」と非難するのは酷な話です。

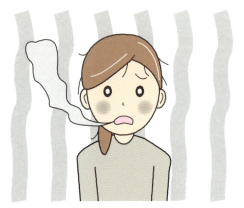

● **親族間の役割分担が理想的**

　いくら核家族になっても、どこかに遠縁の親戚がいたりします。ご家族に要介護の人が出たら、できるだけ連絡を取って今後のことを話し合うべきです。ソーシャルワーカーやケアマネジャーは、介護保険サービスの説明をするだけでなく、親族が協力し合う方向で主介護者の相談に乗りましょう。例えば、「同居している娘が母親の介護をする場合、離れて暮らしている兄は経済的に援助し、近所に住む妹は時々介護を交替する」といった役割分担ができれば理想的です。

　主介護者を孤立させないことは、介護の入り口でありゴールでもあります。

column 意思決定する人がいない場合

　かなり高齢の人が医療や介護に繋がった場合、まったく身内がいないケースもあります。本人が自己決定できればいいのですが、認知症だと自分の病状の理解すら難しいものです。成年後見人が財産管理をしていたとしても、医療に関する決定権はないので、例えば「がんが見つかったから手術をするかどうか」といったことを決める権利はありません。

　では、本人がリビングウイルを書いていたらどうでしょうか。認知症だと、それでも難しくなります。日本は先進国で唯一、リビングウイルが法的に認められていない国なのです。イギリスではリビングウイルを書いていない人のために、2005年に法律をつくりました。本人をよく知る人が集まり、本人の最大利益を話し合った結論が、法的にも有効だと定めたのです。

　認知症の人ががんを合併するケースは、今後増える一方になります。もっと議論をして、早く法律の整備を進めてほしいものです。

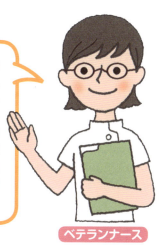

看護学校では「自己決定が大切だ」と習いまますが、認知症で自己決定ができない人は、主介護者に聞けばいいのでしょうか。実際には、認知症がない利用者さんでも、主介護者の意見は重要です。日本のお年寄りは自分の意見を強くいわないので、ご家族の総意が本人の意見として取り扱われることが少なくありません。でも、押し付けないほうがいいですね。

ベテランナース

ご家族にも溜まるストレス

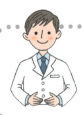

認知症の人がいると、ご家族にストレスが溜まります。時にはそれが理不尽な怒りとなって、介護職に降り掛かることも……。ご家族の苦しみを受容しながら、いい対応を取ることはできないでしょうか。

ご家族はどんなストレスを感じているか

●認知症への偏見が大きな問題

近年、認知症の当事者が発言する機会が増え「できないことは多いが、手助けしてもらえば普通に暮らせる」ことが知られてきました。これは、とてもいい傾向です。それというのも、認知症は長い間偏見にさらされてきたからです。

本人も「認知症になったらおしまいだ」という間違った常識を刷り込まれていますから、認知症と診断されると多くの人が絶望の淵に追いやられます。周囲も認知症の人を遠ざける傾向がありますが、大切なことは認知症に対する勝手な思い込みや偏見を追い払い、認知症の人の話をじっくり聞くことです。

ご家族は、本人の症状と同時に世間の偏見からも苦しめられています。

●周辺症状を受け入れられるとストレスは減る

例えば「そこに小さな動物がいる」とか「知らない男の人がいる」といわれたら、介護者はドキッとします。実際にはいないので、これは**幻視**です。幻視はレビー小体型認知症が有名ですが、アルツハイマー型認知症でも、アルコール依存症や薬物中毒でも起こります。さらに病院の集中治療室に居る時や、徘徊して困るからと介護施設の個室に鍵をかけて閉じ込められても起こります

幻視で大切なことは、「本人にはそう見えている」ということです。視覚は脳の後頭葉で認識しますが、その部位の機能が低下すると起こるので、否定してはいけません。介護者は幻視の訴えを素直に受け止め、追うしぐさや話しかけるしぐさをしてみましょう。相手の世界に合わせれば本人も落ち着くので、介護者のストレスも軽減するものです。

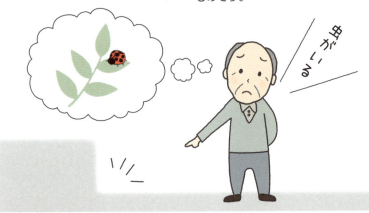

● 「本人が悪いのではない」と思えるかどうか

　認知症の人が万引きをしても、叱ることは効果がありません。脳がそうさせるのですから、仕方がないのです。在宅なら家族が本人の代わりにお金を払いに行って謝りますが、施設であれば介護職が家族の代行をする必要があります。同じ店で万引きをするケースが多いので、認知症であることを説明し、あらかじめお店にお金を預けておく方法も有効です。

　幻視にしても万引きにしても、認知症という病気がさせるので、本人が悪いわけではありません。「病気が悪いのだ」と思えるかどうかが、いい対応と悪い対応との境目になります。

column 認知症の知識さえあれば、ご家族は変容できる

　認知症の人の中には、外見からはどう見ても認知症に見えない人がいます。例えば90歳を過ぎたある女性は、夕方訪問診療に行くと一人で出迎えてくれます。その時間はまだ子どもが仕事から帰らないので、お留守番状態なのです。

　その女性はお茶を入れて楽しそうに世間話をしてくれます。しかし、その日の昼間、デイサービスに行ったことだけはスッポリと忘れているのです。毎回聞いても、その日はずっと家にいたといい張ります。その記憶以外は正常なのに、数時間前の記憶だけが失われているのです。

　これが認知症という病気なので、この足りない部分だけを誰かがカバーすればいいことになります。この女性は、まだまだ普通に生活できるはずです。

　「どの部分が欠けているから手助けしてほしい」と、本人はいえません。ですから家族や介護職は認知症の知識を持ち、先回りして手助けをする必要があります。それができれば、周囲の人は大きく変われるのです。

同じクレームでもクレームになる場合とならない場合があるはずなので、比較してみてください。トラブルがクレームに発展する原因は、対応のまずさからです。起こったトラブルをクレームにしないために、施設としての対応をルール化する必要があります。

先輩ナース

安定したご家族の暮らしをつくるには

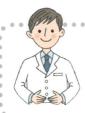

訪問、通所、入所など、どのような形で利用者をケアしていたとしても、ご家族の状態は無視できません。ご家族の暮らしの安定は、ナースや介護職が利用者を安定してケアするために欠かせないことなのです。

安定したご家族の暮らしとは

●介護では、ご家族の健康が何より大切

在宅介護をしている場合、要介護者のこともさることながら、ご家族（特に主介護者）の健康は何より大切です。認知症の人を介護しているご家族は気が休まりませんから、ときおり休息を取る必要があります。要介護認定を受けてデイサービスやデイケアを利用し、たまにショートステイを使うことは、いまや介護の常識です。

安定したご家族の暮らしは、規則正しい生活リズムから生まれます。1日の生活リズムもそうですが、月に何日かショートステイを使い、その間外泊を含む用事をまとめて済ませるのも長期的な生活リズムです。新たな気分で介護に向き合うことができるので、在宅介護を始めたばかりの人にはぜひすすめてください。

●介護の主役は、専門家ではなくご家族

専門家は何千人という要介護者を見ていますが、目の前の新規利用者を最もよく知っているのはご家族です。より良い介護方針を立てるには、その人を中心とした生活づくり、関係づくりが行われなければなりません。そう考えると、介護計画づくりにいちばん適しているのは身近なご家族ということになります。介護の主役は専門家ではないのです。

これは、在宅介護の方が施設介護より優れているという意味ではありません。施設に入所しても、ご家族との関係がしっかりしている人は落ち着いています。家庭の中で関係が煮詰まってしまうよりも、その方がいい介護だといえるでしょう。

介護には「介護関係」と「介護力」があります。主役であるご家族は介護関係を受け持ち、介護職は介護力を受け持つとうまくいくものです。

介護（介護関係）＝ 家族力

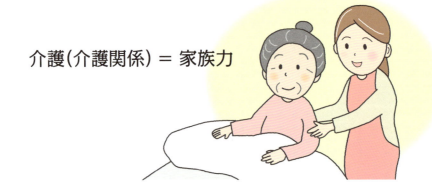

●ご家族と介護職が連携する方法

　介護保険が始まる頃、「介護の社会化」が叫ばれました。制度を主導した専門家たちは、「家族」と「社会」を別個のものと捉え、まるで対立するものであるかのように扱ったのです。また、介護保険は契約で介護サービスを買うしくみだから、「家族は賢い消費者になれ」という意見もありました。こうした対立の構造では、クレーマーしか生みません。

　近年、介護保険サービスに対するクレーマーは増加する一方です。この対立を解消するには、ご家族と介護職がお互いに「当事者」であるという意識を持つ必要があります。両者がしっかり連携しなければ、これからの高齢社会は乗り切れないでしょう。

コウノメソッドの「介護者保護主義」とは

　本書で前にも紹介したコウノメソッド（本文31ページ参照）では、介護者保護主義という方針を打ち出しています。これは、認知症の人と介護者のどちらかしか救えないときは、介護者を救うという方針です。処方としては、記憶力を高める薬より、穏やかにする薬を優先することになります。

　これは、記憶力を高める抗認知症薬（アリセプトとそのジェネリック、リバスチグミンのパッチ製剤、レミニール）が興奮系の薬剤であるからです。これらの薬を処方すると、患者が興奮して介護者が疲弊し、家庭が崩壊することさえあります。それを避けるには、

①規定量より少ない量を投与する。
②抑制系の薬剤を同時に処方する。
③先に陽性の周辺症状を治療してから中核症状の治療を行う。

　という方法があります。どちらにしても、介護者が倒れると認知症の人も生きていけなくなるのですから、「究極の場合は、認知症を治すより介護者を救う処方を行う」のがコウノメソッドの方針です。

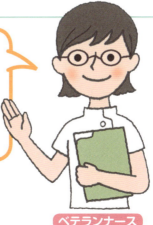

ご家族を大切にするには、事故やトラブルをしっかり報告することも必要ですが、できなかったことができるようになったとか、嬉しそうな顔をされたとか、いいニュースも報告すると、より安心してもらえます。

生きる力にもなる苦労

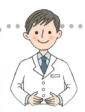

できれば介護には巻き込まれたくないものですが、いったん始まった介護には向き合わざるを得ません。親や配偶者を介護しているご家族は、それが生きる力にもなるのです。そんな心情を知っておきましょう。

ご家族の苦労が報われるためには

●終わった介護なら自分をほめよう

いきなり飛躍した話になりますが、看取りが終わって要介護者が旅立たれたら、周囲の人は主介護者にいたわりの言葉をかけましょう。それは当然のことなので皆さんなさっていると思いますが、より大切なことは主介護者が自分をほめることです。「よくやった」と介護した自分をほめることは、介護の極意であるといえます。

なぜなら、在宅で終わっても施設や病院で終わっても、主介護者は自分の介護を後悔しがちだからです。「ああすればよかった」「こうしてあげたかった」と、後悔のタネは尽きません。周囲の人は主介護者のそうした気持ちを汲んで、「主介護者が自分をほめられるように導く」ことを介護者支援の目標にしましょう。

●介護が終わった後、人の思いは様々

多くの介護者の「その後」を見ていると、看取った後の姿は様々です。1年くらいふさぎ込んだあと、せきを切ったように個人のことを語り出す介護者が少なくありません。1年後に病みつく人もいますし、中には1年後に母親の後を追って病死した娘さんもいました。介護で後悔すると、それくらい大きなダメージを残すのです。

四十九日、初盆、一周忌と、しばらくは続く介護卒業後の緊張は、1年を過ぎる頃からぽっかり心に穴が開いたような状態になります。周囲の人が力になりたいなら、その穴を埋める関わりが必要なのです。

「介護の記録を整理して、関係者に配る小冊子にまとめる」「介護の経験を生かして、人の役に立つことを始める」など、新たな目的をつくるお手伝いをしましょう。

自分をほめよう！

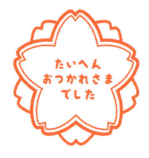
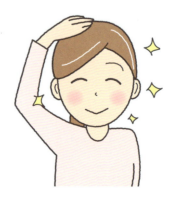

●「良い介護ほど長くなる」という矛盾

「脳卒中で倒れた人は、絶対動かすな」といわれていた昔、要介護者は3カ月も寝付けば亡くなっていました。懸命に介護したお嫁さんが疲れ果てた頃には終わったので、「やるだけやった」と思えたのです。しかし、医学が発達した今では、急性期を脱したら回復期を経て、長い維持期を生き続けます。

そこで手抜き介護が行われると、廃用症候群が起こり、褥瘡ができて割とすぐに亡くなるのですが、介護者がマメだとそうはなりません。最後には要介護5になるとしてもゆっくりと下降していき、要介護度が1つ上がるのに5年、10年かかったりします。残存能力を生かす良い介護をすると、いつまでも介護から解放されないのです。上の2つの文章は、そうした文脈で読んでください。

家族会で介護の仲間と出会える

全国には多くの家族会（介護者の会）があります。難病の人はそれぞれの病気ごとに当事者の会をつくっていますが、介護の場合は当事者の会ができにくいため、ほとんどは家族会です。そして、これは大切なことなのですが、ほとんどの介護の家族会は、認知症をテーマにしています。介護と認知症ケアは、それほど切り離せないのです。

介護が始まると介護者は自由な時間が無くなるので、交友関係が狭くなります。そこで、通える範囲にある介護の家族会に繋がれば、月1〜2回の例会で仲間から話を聞いてもらえるのです。周辺症状への対応方法や病院選び、介護サービスの使い方など、先輩から貴重なアドバイスをもらうこともできます。東京都だけで50以上の家族会があるので、地元にもないか探してみる価値はあるでしょう。

いい介護仲間に出会えると、介護の苦労は生きる力にもなります。

介護の家族会は、施設（または病院）の中でつくることができます。先輩たちに相談して、ご家族が月1回集まれる場を設ければいいのです。成功させるポイントは、軌道に乗ったらスタッフはサポートに徹してご家族の自主運営にすること（自由に話せるように）、参加者が多くなったら「妻の会」「娘の会」「お嫁さんの会」「男の会」と分科会（別室で話し合う時間を持つ）形式にすることです。

ベテランナース

認知症の人の自尊心

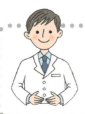

認知症の人は、多くの場合コミュニケーション障害を合併しています。そのため、日常生活に援助が必要になっても、それを訴えられません。思いを上手に伝えられないことで、自尊心が傷付いています。

本人の気持ちをどう汲み取ればいいのか

●脳だけでなく心の病を合併する

認知症は脳の病気だというのが、医学界の常識です。しかしその一方で、多くの認知症の人が心の病気を合併します。周囲から判断力が無くなったと思われ、すべてを取り上げられてしまうからです。

財布、お金、通帳、ハンコ、運転免許証……。そればかりではありません。社会的役割や自己決定権も取り上げられます。そのことで自尊心を傷つけられ、不安に怯えてうつ状態になるのです。認知症の人が起こす周辺症状は、そうした抑圧の結果でもあります。

欧米先進国では最期まで尊重される自己決定権が日本では早い段階で奪われるのですから、病気になった不幸と日本人である不幸、2つの不幸に見舞われているといわざるを得ません。

●助けを求められる関係を

たとえ記憶力や判断力が衰えても、たとえ自分の年齢を50歳間違えたり自分の子どもが誰だか分からなくなったりしても、人は助けを求めることさえできれば生きていけます。分からないことを他人に尋ね、できないことを周囲に助けてもらえばいいのです。

それなのに、多くの認知症の人は混乱し、激しい周辺症状が出ます。それは、周りの関わり方が悪いからです。そのことを三好春樹さんは、こういっています。

「自然な老いでも生じる高齢者の中核症状を、あってはならない異常なものとして見る目と、それを治そうとする関わりが周辺症状を引き起こす」

脳の病気になったとしても、心の病気にならないためにはどうすればいいのでしょうか。

●薬で要求を抑えるのは間違った対応

それには、周りの人が関わり方を変えることです。周辺症状は、例えば「身体的不調を訴える非言語的表現」であったりします。そこに「どうしてほしいか」の答えがあるのですから、家族や介護職は周辺症状が語っている問いを慎重に読み解かなければなりません。便秘なのか、脱水なのか、発熱なのか、それとも他の原因なのか……。

周辺症状は、日常生活に援助が必要になっている人……それでいて上手に援助を求められなくなっている人に出るのです。そういう人なのですから、生活の面倒をちゃんと見なければなりません。薬で要求を抑えるのは、対応として間違っています。

生活の再建が最大の治療法でもある

　人が老化して記憶障害などの中核症状が出たとしても、徘徊や妄想などの周辺症状が出なければいいのです。周辺症状が出ないような関わりをするのが、介護者の役割になります。

　それには、認知症の人の生活を再建することです。失くしてもかまわないくらいのお金は持たせ、いまでもできることで何か役割をつくり、ほめることで自己肯定感を蘇らせなければなりません。昔持っていたものすべては無理だとしても、少しは返してあげましょう。

　引きこもりがちであれば、デイサービスやデイケアに出かけて、好きなことをしてもらうことも大切です。運動が好きだった人は運動を、ゲームが好きだった人はゲームを、異性とのおしゃべりが好きだった人は異性とのおしゃべりを、できる範囲で楽しんでもらいましょう。そうした生活再建の中心にナースがいれば最高です。なぜなら生活の再建こそが、認知症治療の本丸であるからです。

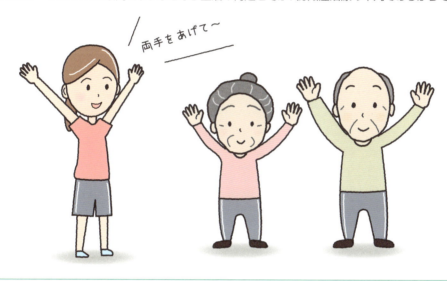

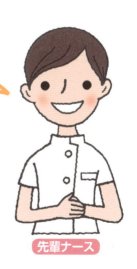

認知症の人が好きなことを、自由にさせてくれないご家族の場合、「何もできない人になっていく病気だから、何もさせてはいけない」と思い込んでいることが多いものです。安全に気をつけながら、少しずつ出来ることを見つけて、ご家族にも見ていただきましょう。そのうちきっと、ご家族も自尊心を持つことの大切さに気づいてくれます。

地域との関わり

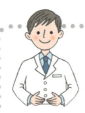

認知症の人を介護している家族は、地域から孤立しがちです。四六時中目が離せず近所との交際が少なくなるためですが、認知症の人を外に出したがらないためでもあります。どう関わりを持てばいいでしょうか。

家族が地域から孤立しないためには

●徘徊が度重なると家族は孤立する

不意に家を出て行って、帰って来ない認知症の人がいたとします。近所を探しても発見できない場合、家族は警察に頼んで探してもらうことでしょう。田舎であれば、地元の消防団の人たちに山狩りを頼むこともあります。

これをたびたび起こしてしまう家族は、申し訳なさに耐えきれません。玄関から出られないように工夫し、それでも出て行くようなら部屋に鍵を掛けて閉じ込めます。「世間様に迷惑をかけたくない」という気持ちは、それほどまでに強いのです。

こうして、認知症と寝たきりはセットになります。部屋に閉じ込められた認知症の人は廃用症候群を起こし、やがて動けなくなっていくからです。家族もまた、寝たきりの人とセットになって地域から孤立します。

●認知症の人こそ外に出るべき

本来であれば認知症の人こそ、どんどん外に出るべきです。40歳以上の住民が介護保険料を払い、同額を税金で補填しているのですから、財源はこういう所に使わなければなりません。認知症の人が「散歩して、外食して、旅行する」ことができないようでは、世界中がお手本にしたがる介護保険制度が泣くというものです。

デイサービスに出しても、その施設内に閉じ込めるようではいけません。認知症の人を「本当に外に出す」ためには、地域の見守りが必要になります。散歩しても事故が起こりにくい安全な町づくりが、当面の課題です。

また、認知症の人が火の不始末を起こしたら誰が責任を負うのかという問題もあります。こうした地域づくりのコストは、介護認定の簡略化などで捻出できるはずです。

●スプリンクラーは近所を安心させる

「いつまでも住み慣れた地域で暮らしたい」というのは、誰もが願うことです。しかし、老老や独居になると、近所の住民は火の不始末を心配します。ましてゴミ屋敷に近くなれば、否応なく地域から排除されてしまうものです。

年をとったら国や自治体が高齢者住宅への住み替えを世話してくれる北欧の国などとは違い、日本では自力で住む場所を確保しなければなりません。そんな日本で、火事を出されるのを怖がる住民に納得してもらうために、独居のお年寄り宅にスプリンクラーを付けて回ったデイサービスがあります。台所のコンロの上に設置して、高温になったら自動噴出する簡単なものですが、それだけで近所の住民の納得が得られたそうです。「地域を動かすのは、人の熱意である」ことがよくわかるエピソードだと思います。

「徘徊ネットワーク」はどのようにつくればいいのか

　福岡県大牟田市を始め、広島市、横浜市など多くの自治体で徘徊ネットワーク（名称は様々）が組まれています。大牟田市での名称は「大牟田地区高齢者等SOSネットワーク」。家族から警察へ行方不明届けが出されると、JR、バス会社、タクシー協会、郵便局、消防本部など十数か所へ行方不明者情報がFAX配信されるしくみです。

　同時に市役所へも連絡が入り、そこから民生委員、地域包括支援センター、社会福祉協議会などへ、メールやFAXで情報が流れます。このしくみを活かすために毎年徘徊模擬訓練が行われ、2014年の模擬訓練に参加した市民の数はおよそ3000人でした。

　「大牟田方式」とも呼ばれて見学者が絶えないこの地域では、市民に認知症への理解を広めながら、併せてコミュニティの再構築が図られています。

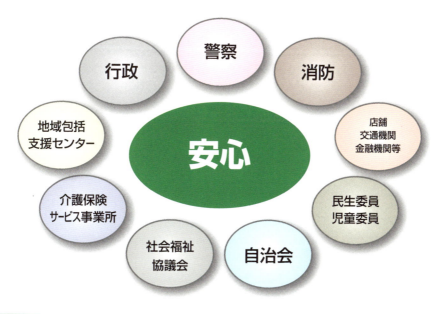

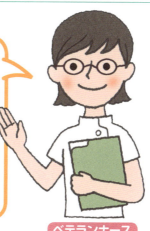

在宅の場合は地域との繋がりが大切だと思いますが、施設の入所者の場合は、施設そのものが地域と関わる必要があるのです。家族や知人の面会は当然として、ボランティア、見学者、研修生の受け入れ、お祭りへの参加など、できることはたくさんあります。大きな施設であればホールや食堂を地域の人々に開放して、集いの場になるといいですね。

ベテランナース

心の支えの大切さ

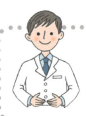

認知症の人を「治療の対象」と考えている限り、根本的な問題は解決しません。本人は周辺症状を起こし続け、家族は地域から孤立します。それは、認知症の人を「困った人」として扱っているからです。

認知症の人とご家族の心をどう支えるか

●認知症になってもいい社会に

厚生労働省の推計によると、「80代後半になれば、ほぼ2人に1人は認知症」になるのだそうです（かなり盛られた数字だと思いますが）。もしそうであれば、現在の日本の認知症国家戦略（認知症施策推進総合戦略：新オレンジプラン）との矛盾が気になります。

日本の認知症国家戦略は、「早期発見、早期診断、早期治療」が大切だというものです。そこには、「認知症になったら困るから」という思いがあります。それでいてこのような推計値を出すということは、「日本は、困った人だらけの国になる」といっているのと同じです。「80代後半になれば、ほぼ2人に1人は認知症」になるというのであれば、日本は「認知症になってもいい国」を目指さなければなりません。

それには、「認知症は困った病気である」という考えを改める必要があります。

●認知症を特別な病気だと考えない

日本人が認知症に特別なイメージを抱いたのは、1972年に有吉佐和子さんが『恍惚の人』という小説を発表してからです。この小説はベストセラーとなり、映画化もされて多くの人が観ました。そこで語られたのが「痴呆（当時の名称）は精神病であり、精神病院しか収容する施設はない」という言葉でした。

この小説と映画が認知症の人の周辺症状をリアルに描いたために、「こうはなりたくない」「歳を取ってボケたらおしまいだ」という誤った常識が日本中に広まりました。

いまでは認知症への理解が進んできましたが、まだ偏見は消えていません。筆者が講演で「がんか認知症のどちらかで死ななければならないとしたら、どちらがいいですか？」と尋ねると、圧倒的に多くの人ががんを選ぶのです。「認知症にだけはなりたくない」と思い込んでいる人は少なくありません。

それは、認知症の本質が「不安」にあるからです。認知症を普通の病気の一つと考えない限り、認知症の人と家族の心を支えることはできません

チームケア

介護現場は、常に集団で動いています。
そこで必ず行われるのが、異業種協働です。
分野の違う専門職が効率よく連携して成果をあげるには、
チームワークがよくなければなりません。

チームワークの重要性

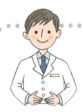
大切であってもなかなかできないことの一つに、医療と介護の連携があります。認知症ケアの現場は、その多くが介護施設なので、介護職が主体となって進めればいいかというと、そう簡単でもないのです。

チームワークで大切なことは何か

●「どちらが偉い」という問題ではない

チームワークが求められる一つのケースとして、在宅介護における「サービス担当者会議」を考えてみましょう。ケアマネジャーが招集役となり、医師、通所介護事業所の主任か生活相談員など、訪問介護事業所のサービス提供責任者など、レンタル事業者、家族、本人（義務ではない）が一堂に会する唯一の意思決定機関です。

ここで本人の在宅介護をどう支えるかを話し合いますが、医療と介護の連携が最も求められる場面だといえるでしょう。通常、医師と介護職が同じ席で話し合うことはほとんどないので、医療的な疑問はここで尋ねる必要があります。特に薬のことで疑問（種類が多過ぎるのではないか、合っていないようだ、強すぎるようだ）があれば、医師に相談するいい機会です。

医療と介護の連携では、「どちらが偉い」という意識を持つとうまくいきません。特に認知症の人のケアでは本人からの訴えがないぶん、身近で観察している介護職の意見は貴重なので、遠慮なくいえる雰囲気をつくりましょう。

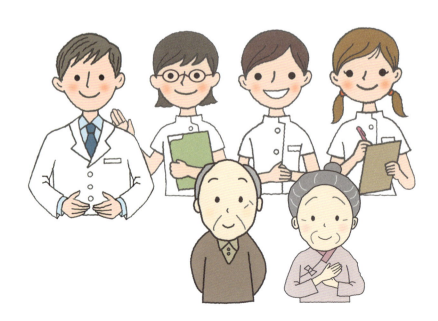

チームワークにおけるナースの役割

●医療モデルと介護モデルの違いを理解する

　医療や介護で働く人は、「医療モデル」「介護モデル」という言葉を聞いたことがあるはずです。医療モデルの主体は医師で、治療内容を医師が選択し提供します。生活モデルの主体は利用者で、受けたいサービスを本人が選んで利用します。

　一般的に医療機関（病院など）では医療モデルの認知症ケアが行われ、介護施設では生活モデルの認知症ケアが行われるものです。したがって、どちらで働いているかによってナースの役割も異なってきます。

　特別養護老人ホーム（特養）や介護老人保健施設（老健）は、介護施設なので生活モデルが適用されます。介護施設で働くナースは、介護チームの一員であるという意識を持つことが必要です。介護施設では全員一丸となって介護を行い（つまり利用者を主体とした生活支援を行い）、それをベースに専門技術を上乗せしていくと上手くいきます。

チームワークがうまくいかないと

●調理場のスタッフは介護とは関係がないのか

　ある老健での例です。「ここは介護施設なのだから、全員が介護に参加してください」とリーダーが呼びかけていました。新設の老健だったので、医療現場から来たナースは医療モデルからなかなか抜け出せません。それでも月日が経つうちに生活モデルを理解し、ナースステーションに籠もって1日を過ごすナースはいなくなりました。

　最後まで介護現場に出なかったのは、調理スタッフでした。調理スタッフには調理場という格好の閉じ籠もり場所があるので、そこで食事も休憩もできてしまいます。配膳車を各フロアに届けて介護職に渡し、後は配膳車の戻りを待つだけで、調理スタッフが介護フロアに足を踏み入れることはありませんでした。

チームワークがうまくいくと

●調理スタッフが利用者と一緒に食べる意味

　チームリーダーは、粘り強く調理スタッフと交渉しました。「利用者への配膳と下膳を手伝ってほしい。利用者と一緒に食べてほしい」とお願いしたのです。その老健では、スタッフも利用者と同じメニューを食べる決まりになっていました。

　ようやく調理スタッフが分担して介護フロアに出てきたのは、数カ月経ってからでした。そこで配膳を手伝い、利用者の横に座って一緒に食べてみたところ、調理スタッフの意識は一変しました。これまでは管理栄養士が立てたメニューどおりに、「Aさんはトロミ食、Bさんは流動食」と記号のようだった利用者の名前が、意味を持ち始めたのです。利用者の顔と名前が頭に入った調理スタッフは、仕事への意欲が増し、全体ミーティングにも参加するようになりました。いまでは、全員介護の強力な仲間です。

ご家族も支えます

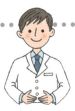

認知症の人を支えるということは、ご家族も一緒に支えることを意味します。在宅であれ、施設であれ、プロに頼んでよかったとご家族に思ってもらえなければ、認知症のケアが上手くいったとはいえません。

ご家族を支えるうえで大切なこと

●認知症という病気をよく理解していただく

認知症という病気は世間の偏見にさらされがちですが、その偏見をご家族自信が持っていたのでは大変です。親や配偶者が認知症になったことが受容できず、「わが家は何という不幸に見舞われたのだ」と嘆き悲しむばかりでは、前向きな介護はできません。認知症という病気を理解すると、認知症について愛情を持って話せるようになります。そこまで支援するのも、プロの役割の一つです。

●ご家族に納得していただくことの意味

日本人の寿命は、戦後70年間で50代から80代まで延びました。そのため、がんや認知症になる人が増えたのです。寿命が短かった時代は、がんや認知症を発症する前に亡くなっていたのですから、この2つは長寿病だということができます。

入れ物である体は長持ちしても、中身はそう変われません。内臓が持たなくなればがんになり、脳が持たなくなれば認知症になります。85歳以上になってから発症した認知症は、超高齢社会の勲章なのです。ご家族にそう思ってもらえると、ケアする側は楽になれます。

ご家族を支えるときのナースの役割

●ご家族によって、希望はまったく異なる

在宅医療をしていると、様々なご家族に出会います。通常の病気に対するご家族の反応は大して変わらないのですが、認知症(特に周辺症状)への反応はまちまちです。

数年間寝たきりで、見事に昼夜逆転している人がいました。昼間はグーグー寝ているのですが、夜になると目がランランと輝き、手拍子をしながら大声で歌うのです。

筆者が「お薬で寝かせましょうか?」とご家族に聞くと、「ひどいことをいわないでください、せっかく母が歌っているのに。私たちは、母の歌声を聞きながら寝るのが楽しみなのです。薬を盛るなんて、とんでもない」と怒られました。確かに、そういわれればそうです。しかし、圧倒的に多くのご家族が逆の反応をします。「先生、医者なら静かにさせてみろ」と怒られるのです。

このように、同じ周辺症状でもご家族によって希望は異なるので、よく話し合って決める必要があります。ただし、ご家族を支援することが本人のためにならないこともあるので(薬の副作用など)、そういう場合は説得を試みましょう。

ご家族をうまく支えられないと

●認知症を治せないことが許せないご家族

デイサービスでの事例です。介護職や他の利用者に暴言を吐き、ときには暴力を振るう認知症の人がいました。どうやら、抗認知症薬の副作用で興奮しているらしいのです。スタッフが「おそらく薬の副作用で易怒が出ているのだと思います。減らすか止めてみてはいかがでしょう」といったところ、「先生から飲み続けろといわれた」との答えです。

そのご家族は、ドクターショッピングを重ねたあげく、抗認知症薬を最大量で出し続けてくれる医師を選んでいました。「現在の薬では、認知症を完治させることはできません」といった医師の所には通うのを止めたそうです。

結局暴力が収まらず、このデイサービスは利用を断わることになりました。

ご家族をうまく支えられると

●認知症であっても本人を愛おしく思っているご家族

徘徊や妄想などの周辺症状が出ても、「かけがえのない、生きている証」と捉えることができるご家族があります。困っていないわけではなく、困ってもそれを愛おしく思えるのです。そんなご家族の傍には、必ずといっていいほど良質な介護仲間や支援者がいます。

例えば、西宮にある「つどい場さくらちゃん」という「介護者を癒す場」が、その一例です。介護保険とは無関係なボランティア団体ですが、「みまもり隊」「お出かけ隊」「学び隊」などに分かれて日々活動しています。代表の丸尾多重子氏が「介護者も弱音を吐ける場が必要だ」というように、人間らしく本音を出し合って助け合える環境こそ認知症介護という長丁場には必要です。いい意味での「いい加減」を共有できたとき、ご家族とも互いに支えられる関係が実現します。

目標の共有

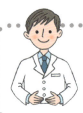
がんを始めほとんどの病気の目標は根治(こんち)ですが、現状では認知症の根治は望めません。原因のおおもとには老化があり、老化は治療できないからです。では、認知症は何を目標にすればいいのでしょうか。

目標を共有する上で大切なことは何か

●ステージを3段階に分けて考える

　認知症は、初期、中期、終末期に分けて考えると理解しやすくなります。それぞれのステージでやるべきこと、目指すべきことが違うのです。終末期という言葉が不穏当なら、**エンドオブライフ期**と呼んでください。

　初期は周囲の人が異常に気づき、医療機関を受診する段階です。この段階では、医療が前面に出ます。中には治る認知症(正常圧水頭症(すいとうしょう)や慢性硬膜下血腫など)があるので、受診は必須です。

　中期以降になると介護のウエートが高くなります。介護認定を受けてデイサービスやショートステイを使いながら療養しますが、中期の後半からは介護施設への入所も検討されるでしょう。初期が医療モデルだとすると、中期の目標は生活モデルの構築です。

　終末期に近づくと歩行や嚥下が困難になり、生命に関わる状況となるので着地点の合意が目標になります。胃瘻(いろう)などを行って延命するかどうかの選択を迫られ、完全に寝たきりになるのが終末期の姿です。

目標を共有するときのナースの役割

●家族も介護職も中期が大変であることを理解する

　3段階に分けると、ナースが活躍するのは初期の医療モデルだと思われるかもしれません。しかし、どの段階でもナースは必要です。終末期には経管栄養の処置や訪問介護で、ナースはフル稼働します。

　では、中期はどうでしょう。中期は比較的長く続き、徘徊や妄想などの周辺症状が増加しがちなため、家族が疲弊する時期です。日常生活全般に介助が必要になり、言葉でのコミュニケーションも次第に失われていくので、プロの介護職でさえ苦労します。末期がんの平均在宅期間が1カ月半であるのに比べ、認知症介護は通常数年から数十年続き、その大部分が中期に相当するのです。

　「中期は介護だからナースは関係ない」と思わず、介護職や家族をどう支えるかを考えるのが、認知症をケアするナースの役目だといえます。

うまく目標を共有できないと

●過剰な医療で苦しめることになる

　認知症が進行すると、自分では食べなくなります。そのため食事介助をする時期が続きますが、やがて食べ物を口に運んでも受け付けなくなるものです。無理に口に入れても嚥下できず、誤嚥性肺炎を頻発するようにもなります。

　これは、エンドオブライフが近づいている証拠です。食べさせることを止めて看取りに入る時期が来ているのですが、ここでの目的共有に失敗すると悲惨なことになります。

　ご家族や親族の誰かが、「できるだけ長く生かしてください」と延命を望めば、医師は経管栄養に切り替えざるを得ません。10人の身内のうち9人が望んでも、1人が強固に反対すると平穏には死ねないのです。栄養と水分の過多に陥って体はパンパンに膨れ、褥瘡だらけになりながら溺れ死ぬような苦しみを与えることになります。

うまく目標を共有できると

●枯れるような平穏死に到達できる

　口から食べられなくなると、生命の終わりが近づいています。栄養を与えないと「餓死させるのか」と怒る親族がいますが、「食べたいのに食べる物が無い」または「食べたいのに食べさせてもらえない」のが餓死であって、「もう食べることができなくなった」のは自然死なのです。

　「せめて点滴だけでも」というご家族もいますが、点滴では生命を維持するだけの栄養は入りませんし、水分過多に陥るとやはり溺死のような苦しみを味わいます。「延命させた時間は、ただ苦しめただけの時間だった」という事態は避けたいものです。

　そのことを理解して皆で目的を共有し、ごくわずかな点滴だけで見守ることができたら、枯れるような平穏死が実現します。

長尾先生の「平穏死本」を何冊か読んだナースは「平穏死」をよく知っています。

新人ナース

情報の交換と共有

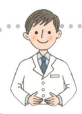
看護もそうですが介護の現場でも、情報の交換と共有は欠かせません。特に入所施設では、早番、日勤、遅番、夜勤と交替するので、ユニット内の利用者の状態を把握してからシフトに入る必要があります。

情報を共有するうえで大切なこと

●毎日の申し送りの大切さ

毎日の申し送りは、勤務の終わるスタッフがこれから勤務するスタッフに利用者の様子を伝えるものです。そのことによって、勤務時間帯の異なるスタッフ間で利用者の情報が共有されます。

認知症の人は、昨日と今日で別人のように変化することがあります。また、朝と夕方でも心身の状況がかなり違います。この人は日中ずっとウトウトしていたとか、この人は何日も続いていた便秘が今日解消したといった情報をしっかり申し送っていれば、スタッフが少なくなる夜間の時間帯も安心です。

●会議で確認するべきこと

会議には、それぞれの議題があります。サービス担当者会議、ケース会議、委員会（食事、排泄、入浴など）の会議など、招集される人やテーマによって、あらかじめ何が話し合われるかが決められています。したがって、司会者や発表者の話をしっかり聞いてメモを取ればいいのですが、会議の目的はそれだけではないのです。

会議は、参加者の看護観、介護観を発表し、各人がどのような考え方の持ち主であるかを知るためのものでもあります。会議中は発表される中身だけでなく、発表者の個性を把握するよう努めなければなりません。

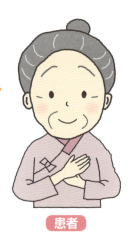

私の情報が医療スタッフ間で共有されていることを知り、安心しました。

患者

情報共有におけるナースの役割

●介護事故が起こった場合の情報の流れ

日常的な情報の交換と共有では、ナースも介護職と特に異なることはありません。毎日の業務にナース同士の申し送りが加わるくらいです。大きく異なるのは介護事故が起こった場合（109ページ参照）ですが、受診した際の情報の流れは次のようになります。

①応急処置が終わったら、対応したナースと介護職が現場責任者に概要を報告する。
②概要の報告は、家族対応に当たるスタッフ（相談員やケアマネジャー）も受ける。
③ナースは受診する利用者に寄り添いながら、必要があれば施設責任者にも病院への急行を依頼する。
④家族対応に当たるスタッフは、概要を聞いたら詳しい現場調査を行い、受診したナースの経過報告を受けてから家族へ連絡する。

介護記録の種類と使い分け

介護現場には記録の種類が多くあります。
情報の交換と共有で役立つのは、介護記録です。介護記録には、次のようなものがあります。

介護サービス計画書　ケアプランとも呼ばれ、在宅でも施設でもつくられます。利用者の長期・短期目標が示され、そのために何を心がけるかが書かれています。
フェイスシート　利用計画を結ぶときにつくられます。その人の家族関係、生活歴、既往症、認知症の有無、コミュニケーション能力、身体状況などが書かれています。
業務日誌　ユニットごとに、その日起こったでき事を時系列で書き足していく集団記入型の日誌です。シフトに入るときにサッと目を通すと、利用者たちの概要が掴めます。
ケース記録　一人ひとりの利用者にどんなケアを行ったかを記録します。

その他、食事記録、排泄記録、水分補給記録、ヒヤリ・ハット、事故報告書、連絡ノートなどがあります。
毎日の申し送りでは目立ったことしか伝えられないので、細部はこうした数々の記録で情報の交換と共有を行います。

一人での抱え込みと隠蔽

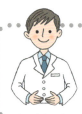

チームケアを行うためには、常に**ホウレンソウ**（報告・連絡・相談）を行わなければなりません。報告や連絡するべきことをいわないで困ったことを隠してしまうと、やがて重大な事故に繋がります。

一人で抱え込むとなぜいけないのか

●利用者情報が共有できない

利用者の一人がフラフラしているとか、顔色が悪いとかに気づいても、そのまま黙っていたのでは他のスタッフとの情報共有ができません。まして、自分の勤務シフトが終わったからといって、次に申し送りをせずに帰宅するなどもってのほかです。とにかく**気づきをバトンタッチする**必要があります。

特に認知症の人は、身体的不調を自分で言葉にして訴えることができないので、ケアスタッフの気づきは重要です。情報さえあれば、見守りによって万一の事故を防げる可能性があるので、気づいたことを隠してはいけません。

●事故を未然に防げなくなる

介護現場では、気づいたことを**ヒヤリ・ハット**と呼ばれる書式で提出するのが一般的です。これはその名のとおり「ヒヤリとしたこと」や「ハッとしたこと」を書くのですが、それにはまず、事故報告書を定義しなければなりません。「こういう場合は事故報告書を書く」と決め、そこまでには至らなかった軽い事故がヒヤリ・ハットになります。

ヒヤリ・ハットを書けばスタッフ全員が回覧して事故防止に役立てることができますが、これは自主的に書くものです。「誰にも気づかれなかったから、発表する必要はない」と抱え込んでしまうと、事故を未然に防げなくなります。

ナースが一人で抱え込んでしまうと

●介護現場では気づかれにくい

人手が少ないために失敗が気づかれにくいのが、入所施設での夜勤です。何かしくじりがあっても早番が来るまでに隠蔽してしまえば、利用者から告げ口されることはほとんどありません。

これと同じようにナースの配置が少ない介護施設では、ナースにしか気づけないしくじりがあります。介護職は看護のことがわからないか、あえて見ようとしないからです。管理職が介護系の人であれば、自己申告するか別のナースが報告しない限り気づかれません。ナースが抱え込むしくじりは利用者の安全に直結するので、組織としてフォローできる体制が望まれます。

ナースが主導するACP

　家族との良好な関係性はナースにとっても大きな課題です。しかしなかなか会えない家族の場合、とても困ります。最近、アドバンス・ケア・プランニング（ACP）が盛んに論じられています。アドバンスとは「あらかじめ、元気なうちに」という意味です。ギリギリになって話し合いの機会を持っても信頼関係が構築できずにパニックに陥ってしまい、冷静な判断ができません。ですから比較的元気なうちから「もしも」のときのシミュレーションを本人や家族と医療や介護職が話し合っておくことが大切です。

　「もしも」とは老衰で口から食べられないとは限りません。「転倒して大腿骨を骨折したとき」や「誤嚥性肺炎を繰り返して治療しても効果がなくなったとき」や「部屋に入ったら虫の息になっていたとき」など、様々なシチュエーションを想定して心づもりをしておくことが大切です。「縁起でもない」と怒る家族もいるかもしれませんが、「いや、大切なことなので想定しておかないと」と説明してください。ナースが患者さんの希望を聞いてそれをビデオに録画しているケースもあります。将来予想される変化に対する対応策を平時から一緒に練っておくこと。みんなで複数回の話し合いの機会を持ち、家族もナースも「覚悟」を持つことが大切です。

　目の前の雑事にばかり目がいきますが、イザそのときになってから慌てないための準備をしておくことも「家族との連携」で大切なことです。こうしたACPを主導するのは、医師よりもナースのほうが適していると思います。

失敗の隠蔽

事故を個人の責任にすると陥る悪循環

　人は必ず失敗をするので、事故が起こったときに個人の責任にしてはいけません。責任者は必ず、「今回はこの人が事故を起こしたが、誰が同じ立場に立っても起きないように対策を考えよう」と思い、組織の責任にしなければならないのです。そうでなければ、責められたスタッフは次から事故を隠蔽するようになります。そうなると陥るのが、次のような悪循環となり、なかなか事故は防げません。失敗の隠蔽は組織の体質にあることを、管理者はよく理解しておきましょう。

　①個人が事故を起こす。
　②その事故は個人のせいにされる。
　③責められた個人は、次の事故を隠蔽する。
　④事故の原因が曖昧になる。

スタッフの信頼関係

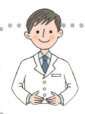

相性や好き嫌いは別にして、どうしても部下のスタッフから信頼を寄せてもらえないことがあります。また、対等な職種の間柄で、信頼してもらえないこともあります。いったい何が原因なのでしょうか。

なぜスタッフの信頼が得られないのか

●やりたいこととやらされることが違うから

介護職は、お年寄りのお世話がしたいと思って入職してきます。介護の基本は食事、排泄、入浴の介助であることは習って来たのですが、それ以外に「ゆっくりと心を通わせるコミュニケーションの時間が取れるはず」と思ってこの世界に入ったのです。

ところが実際には業務に追いまくられ、利用者の横に座っていることなどできません。利用者のためにしてあげたいことがいっぱいあるのに、「あれをしてはダメ」「これをしてもダメ」と規制だらけの世界です。それを指示している上司に対して、次第に信頼感を持てなくなっていきます。

●介護の質を上げなければ信頼は得られない

上司に信頼感を持てない介護職があこがれているのは、「歩けない利用者を温泉や墓参りに連れて行き、何年ぶりかの笑顔を引き出せた」といった非日常的な事例です。それは、しっかりした介護力がなければできません。まして、認知症の人の笑顔を引き出すのは、至難の技といえます。

結論からいえば、どのようなスタッフとも信頼関係を結べるのは、圧倒的な介護力を持った人です。日常の安定した移乗介助、間合いを心得たトイレへの誘導、安全で心地よい入浴ケアができなければなりません。そのうえで利用者から無言の信頼を寄せられ、認知症の人が「あんたのいうことなら聞くよ」という態度を見せる人が、上司にふさわしいのです。

そうした介護力を新人に伝えられると、信頼感で結ばれた組織になっていきます。

ナースが介護職の信頼を得られないのは

●利用者の「生活」に対する考え方の食い違い

先に、「医療モデル」と「生活モデル」の違いを述べました。介護施設で介護職の信頼を得られないナースの多くは、医療モデルから抜け出せないナースです。そこには、利用者の「生活」に対する無視できない食い違いがあります。

医療モデル 治療やリハビリを行って、できるだけ身体機能を回復させれば普通の生活ができるようになると考える。

生活モデル 普通の生活をして、トイレでの排泄や家庭浴への入浴を行っていれば、身体機能が回復すると考える。

介護施設で介護職の信頼を得られていないと感じたら、医療モデルの**安静看護**にこだわっていないか省みてください。「利用者は先が短いのだから、いまできることをどんどんやってもらおう」といえば、介護職の信頼が増してくるものです。

「リトルナース」をつくらない

介護職が看護職を真似る弊害

例えば、朝のバイタルをチェックした際、「少し熱があるようだから、今日の入浴は中止しましょう」という介護職がいます。あるいはご家族からお菓子の差し入れがあったとすると、「あなたは糖尿病の気があるから、甘いものはダメ」と取り上げる介護職がいます。これをナースがいうのではなく、介護職がいうのは何か不自然です。

こうした介護職は、無意識のうちに看護職の口癖を真似ています。これを皮肉った**リトルナース**という言葉があるくらいです。

介護職が利用者にいうべき言葉は、「入浴したいでしょうから、後でもう一度血圧を測り直してみましょうね」「好きなお菓子をもらってよかったですね。半分は明日の楽しみに取っておきましょうか」でなければなりません。

「リトルナースをつくらない」は、介護施設で働くナース全員が心すべきことです。

未経験のスタッフ

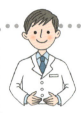
新人を採用しても定着しないのが、介護業界最大の悩みです。どうしたら長続きしてくれるのでしょうか。待遇改善の必要性など課題は多い中で、「こうしたら人は育つ」という方法を考えてみましょう。

未経験のスタッフをどう育てるか

●やさしいことから始める

介護の世界には、「ケアの成立因子」というものがあります。

気づく	新人が観察して気づいた様子に、先輩が気づいてあげる。
心配する	新人が利用者の状態を自分に置き換え、自分ならどうしたいか考えられるように、先輩は利用者の問題を新人に置き換え、あなたならどうしたいか心配してあげる。
考える	新人は利用者の問題を、自分のことのように考え始める。
行う	新人が自分で考えて利用者にしてあげることを、先輩はやり遂げさせる。

という流れで新人にケアへ向かわせる方法論です。

●自分で考えさせる

この場合、気づいた新人に「じゃあ、これをしてあげなさい」と仕事を押し付けてはいけません。そうなると「気づくと損だ」となって、自主性の芽が摘まれます。「気づく」ことはあくまで、「自分を見ていてくれる人がいる」というレベルで十分です。「心配する」にいくためには新人のことに関心を移し、利用者に何をしてあげたいかは自分で考えさせなければなりません。

こうした「誰でもできる」程度の親切心を育て、集団化していくのが人材育成です。

●最後まで任せる

新人が利用者の問題を自分のことのように考え、実行したケアは上できでなくても認めてあげましょう。認めるときは、「利用者とあなたが決めたことだから」と繰り返すことが大切です。

そうしたチャレンジを繰り返し、新人がやり遂げた中から問題がないものをケアプランに取り上げましょう。成功体験が記録に残ると、新人は成長します。人材育成のコツは認知症のケアと同じ、「やりたいことをさせてあげる」ことです。

索引

●あ行

遊びリテーション	51
アドバンス・ケア・プランニング	139
アミロイドβ	22
アルツハイマー型認知症	27
安静看護	141
怒り	86
異食	49, 65
易怒	52, 84
移動という尊厳	56
医療モデル	131, 141
いんきん	81
陰性症状	30
インフルエンザ	105
うつ状態	51
うつ病	89
栄養補助食品	79
エピソード記憶	14
エンシュアリキッド	79
エンドオブライフ期	134
オーダーメイド医療	30
大牟田方式	127
オムツかぶれ	81

●か行

会議	136
回帰型	21, 43
介護サービス計画書	137
介護者の会	123
介護者保護主義	121
介護抵抗	20
介護保険法	16
介護モデル	131
疥癬	81
海馬	35, 54
快・不快の原則	61
過食	20
画像検査	19
家族会	123
葛藤型	21, 47
家庭天秤法	31
悲しみ	88
環境整備	101
感染症	105
既往症	74
記憶障害	18, 34
器質性障害	16
帰宅願望	40
機能性障害	16
共依存	93
業務日誌	137
禁煙	23
近時記憶	62
薬の副作用	67
グループホーム	39
グループホーム方式	39
クレアチニン	77
ケアプラン	137
軽度認知障害	22
ケース記録	137
血液検査	78
血清アルブミン	78
幻覚	20, 53, 54
検査データ	76
幻視	20, 53, 54, 118
検体検査	76
幻聴	20, 54
見当識	36
見当識障害	18, 21, 36
口腔ケア	52
口腔清掃	106
恍惚の人	128
行動・心理症状	26
抗認知症薬	29, 121
コウノメソッド	31, 121
高齢者福祉の三原則	95

143

誤嚥	83	生体検査	76
誤嚥性肺炎	106	整容	80
コグニサイズ	23, 104	整理整頓	110
孤独感	94	前頭側頭型認知症	27, 32
個別化医療	30	せん妄	40
コミュニケーション障害	124		
混乱	90		

●さ行

●た行

サービス担当者会議	130	第三の認知症	32
作話	92	帯状疱疹	81
残存能力の活用	95	第二の認知症	32
三大介護	58, 68	大脳皮質	35
三大ケア	68	タウタンパク	22
自己決定の原則	95	多剤投薬	72, 84
事故防止	107	正しい介護法	109
自然治癒力	103	脱水	67, 78
失語	18	たむし	81
失行	18	短期記憶	14
実行機能障害	18, 38	知能テスト	19
湿疹	81	中核症状	18
嫉妬妄想	46	中期	134
失認	18	昼夜逆転	20
社会的入院	98	長寿病	132
若年認知症	26	爪水虫	81
周辺症状	20, 26	低栄養	78
終末期	134	手づかみ食べ	69
純粋ナースコール	91	手続き記憶	14, 38
焦燥感	90	徹底した少量投与	31
常同行動	60, 89	糖尿病	23
初期	134	独語	20
食事のケア	69	床ずれ	81
褥瘡	81	トム・キットウッドの公式	66
しらくも	81	取扱注意情報	112
シロスタゾール	23		
新オレンジプラン	16, 128		

●な行

神経新生	54	ナイトミール	42
随伴症状	26	治る認知症	19
スキンシップ	50	日常生活動作	59
ストレス	92	乳酸脱水素酵素	77
生活の継続性	95	入浴	80
生活の再建	125	入浴のケア	69
生活モデル	141	尿素窒素	77
精神科病院	57	ニンチ	15
		認知機能障害	15
		認知症	14

認知症高齢者	24
認知症対応型共同生活介護	39
脳血管性認知症	27
脳疲労	17
ノロウイルス	105

● は行

パーソン・センタード・ケア	66
肺炎	106
徘徊	20, 43, 56, 126
徘徊ネットワーク	127
排泄ケア	70
排泄最優先の原則	70
廃用症候群	98
ハインリッヒの法則	107
白癬	81
発熱	67
判断力障害	18
被害感	96
被害妄想	45
ピック病	27, 32, 47, 60
ヒヤリ・ハット	107, 138
不安感	92
フェイスシート	75, 137
不快感	96
服薬管理	83, 104
不潔行為	49
防げない事故	59
防げる事故	59
不眠	20
プライバシー	112
平穏死	114
便秘	67
暴力	20, 86
暴力的行為	47
ホウレンソウ	138

● ま行

慢性疾患	67
慢性疾患の悪化	67
水虫	81
無為	20
無関心	20
申し送り	102, 136

妄想	20, 53
物盗られ妄想	46, 62
問題行動	26

● や行

夜間せん妄	40
薬物療法	29
八つ当たり	93
夕方症候群	40
遊離型	21, 51, 88
要介護者のプライベート空間	46
陽性症状	30
抑うつ	20, 88
抑肝散	30
呼び寄せ介護	99
四大認知症	27

● ら行

リアルオリエンテーション	36
リトルナース	141
リビングウイル	117
旅行療法	82, 102
レビー小体型認知症	27, 89
老人性乾皮症	81
老人性皮膚掻痒症	81
老人の友	106
弄便	20, 49

● アルファベット

ACP	139
ADL	59
BPSD	26
MCI	22
O-157	105
SPECT	22

【著者紹介】
長尾 和宏（ながお　かずひろ）

1984年東京医科大学卒業、大阪大学第二内科入局。1995年長尾クリニック開業。医療法人社団裕和会理事長、長尾クリニック院長。医学博士。

　日本消化器病学会専門医、日本消化器内視鏡学会専門医、日本内科学会認定医、日本在宅医学会専門医。労働衛生コンサルタント。日本ホスピス在宅ケア研究会理事、日本慢性期医療協会理事、日本尊厳死協会副理事長、全国在宅療養支援診療所連絡会理事、エンドオブライフ・ケア協会理事

主な著書
『歩き方で人生が変わる。幸せになる10の歩き方』
山と渓谷社、2017年9月
『平穏死10の条件 胃ろう、抗がん剤、延命治療いつやめますか？』
ブックマン社、2012年7月
『痛くない死に方』ブックマン社、2016年12月
『病気の9割は歩くだけで治る！〜歩行が人生を変える29の理由〜 簡単、無料で医者いらず』山と渓谷社、2015年11月　ほか。

【編集協力】
株式会社　エディトリアルハウス

【キャラクターイラスト】
大羽　りゑ

【本文イラスト・図版】
タナカ　ヒデノリ　　まえだ　たつひこ

看護の現場ですぐに役立つ
認知症ケアのキホン

| 発行日 | 2017年12月10日 | 第1版第1刷 |
| | 2018年11月15日 | 第1版第2刷 |

著　者　長尾　和宏（ながお　かずひろ）

発行者　斉藤　和邦
発行所　株式会社 秀和システム
　　　　〒104-0045
　　　　東京都中央区築地2丁目1-17　陽光築地ビル4階
　　　　Tel 03-6264-3105（販売）Fax 03-6264-3094
印刷所　株式会社ウイル・コーポレーション
製本所　株式会社ジーブック

ISBN978-4-7980-5325-7 C3047

定価はカバーに表示してあります。
乱丁本・落丁本はお取りかえいたします。
本書に関するご質問については、ご質問の内容と住所、氏名、電話番号を明記のうえ、当社編集部宛FAXまたは書面にてお送りください。お電話によるご質問は受け付けておりませんのであらかじめご了承ください。